中医疫病经方临证实录

主编　陈玉飞

全国百佳图书出版单位
中国中医药出版社
·北 京·

图书在版编目（CIP）数据

中医疫病经方临证实录 / 陈玉飞主编 . — 北京：
中国中医药出版社，2024.01
ISBN 978-7-5132-8496-7

Ⅰ . ①中… Ⅱ . ①陈… Ⅲ . ①瘟疫－经方－汇编
Ⅳ . ① R289.51

中国国家版本馆 CIP 数据核字 (2023) 第 199749 号

中国中医药出版社出版

北京经济技术开发区科创十三街 31 号院二区 8 号楼
邮政编码　100176
传真　010-64405721
三河市同力彩印有限公司印刷
各地新华书店经销

开本 880×1230　1/32　印张 5.75　字数 99 千字
2024 年 1 月第 1 版　2024 年 1 月第 1 次印刷
书号　ISBN 978-7-5132-8496-7

定价　58.00 元
网址　www.cptcm.com

服 务 热 线　010-64405510
购 书 热 线　010-89535836
维 权 打 假　010-64405753

微信服务号　zgzyycbs
微商城网址　https://kdt.im/LIdUGr
官 方 微 博　http://e.weibo.com/cptcm
天猫旗舰店网址　https://zgzyycbs.tmall.com

如有印装质量问题请与本社出版部联系（010-64405510）

《中医疫病经方临证实录》
编委会

刘 序

河南中医药大学张佩江教授是我的校友和师兄，其上学期间就酷爱中医经典，1984年，佩江师兄以特别优秀毕业生的身份留校任教。他师从全国老中医药专家学术经验继承工作指导老师李发枝教授，自大学时起，便随其边学习经典，边做临床，深得其授。师兄从医以来，精读《伤寒论》《金匮要略》《温病条辨》等经典，广泛涉猎古代医书。诸多方剂之中，微妙玄奥，往往以少药为贵，而能致人意料之外之效果。

自2022年12月以来，面对新型冠状病毒（以下简称新冠病毒）感染疫情，张佩江教授勇于担当，自拟新冠治疗方，无私献予患者，治人甚众，并为患者进行网上义诊。疾病发作期还未结束，他又马不停蹄地治疗恢复期患者。在有限的时间里，他边临床，边整理医案，并把自己对新冠病毒感染的认识、治疗融入医案，最终编写成册，实属不易。此书即《中医疫病经方临证实录》，读之令人收获颇丰，书中许多辨治方法和经验，非常值得借鉴。

张佩江教授理论与经验丰富，善用经方，同时由此书可以看出，他还善用时方与经验方。更为难能可贵的是，张佩江教授一直以实事求是的态度去看病，去做事，如对于无效医案，张佩江教授会思考，这个病是怎么好的，或是为什么没效果，能做到知其然，又知其所以然，这也是我们每一个为医者都应该学习的地方。只有不断地从临床中思考、批判，才能突破瓶颈，在医术上走向更高的台阶。

新冠病毒感染疫情是人类面对的无数次疫情中的一次，回眸历史长河，在未来的某一天，我们可能还会经历疫病，如何更好地防治疫病，值得进一步思考和实践。中医药在整个疫情防控和救治过程中发挥了非常重要的作用，怎样运用中医药更有效地治疗疫病，《中医疫病经方临证实录》一书给了我们很好的启发和借鉴。因此，在阅读此书时，不应局限于新冠病毒感染，面对可能出现的新的疫病，我们也可以借鉴此书中的理论和经验，结合临床进行诊治。新冠病毒感染可能会随着时间的流逝而消失，但中医药治疗疫病的理论、经验永不过时，特别是对于当下的中医从业者，把握中医思维，懂得常见病乃至疫病的辨证论治思路和临证方法，这一点至关重要。

适逢本书出版之际，读而有感，谨以此作序。愿中医国粹永垂，广济苍生！

首都医科大学附属北京中医医院院长　刘清泉

2023 年 11 月

编写说明

一、本书以疫病为主题，与当下疫情热点密切相关。全书分为张佩江对甘草泻心汤的继承和应用、张佩江特色用药、疫病述古、疫病发作期诊治、疫病恢复期诊治五章，并在每章中细分若干小节，其中中医诊断主要以证为主。

二、全书的病案内容为感染疫病发作期和恢复期的患者，发作期一般为感染疫病1周之内的患者，恢复期包括感染疫病半月及以上的患者。自2022年12月以来，感染疫病的来诊患者均属中医学"疫病"范畴，书中所列病案均有相关检查支持，在确定诊断时结合患者的主诉和症状，并参考相关国家标准，因此，在病案中不再另行注明。

三、由于每个患者的体质不同，感染疫病后疾病的发展和变化也不尽相同，因此在确定病因方面比较复杂。在辨证过程中，我们虽力求完美，但遵循中医临床辨治的客观规律。此外，张佩江教授的用药建议或方案，可能会因脏腑辨证、六经辨证、气血津液辨证，或其他结合方式而有所不同，但我们通常会抓住主要病机，以取得较好的治疗效果。

四、本书是根据张佩江教授自2022年12月中旬以来针对疫病患者的现场临床治疗经验编辑而成，由于各种因素的影响，可能存在某些数据不甚完整的情况，敬请各位读者谅解。

五、需要说明的是，基于当时的客观条件，本书中的发作期病案都是通过在线诊疗对感染者进行诊断，并建议其在当地药店购买药物。因此，某些章节的脉象部分可能缺失一些信息。

六、对于同一种疾病治疗所用的同一方剂，本书会将医案进行删减和简化，以便于读者更好地进行阅读和理解。

七、为了让读者更好地理解本书中首次提到的方剂，我们在按语后会附上其现代应用方法，供读者参考。

八、本书中未标明炒或制的中药，均默认为生用或未经过加工改变药性的状态。

九、本书中的理论阐述部分，一些内容来源于《伤寒杂病论》《临证指南医案》《李发枝方证辨证选录》，以及中国中医科学院广安门医院刘喜明教授的相关文章。我们在此表示衷心感谢。

十、由于张佩江教授观察和能够见到的患者数量有限，有些观点、辨证和治疗方法难免存在偏颇或不足之处，需要进一步深化研究。

十一、本书所记载和叙述的医案，均为2022年12月中旬以来张佩江教授能够与患者进行一对一诊治的患者，与疫情放开前存在显著不同。

综上，本书编写初衷旨在阐明中医药文化的博大精深，在当今社会仍然具有十分重要的现实意义。中医人应以传承中医精华为第一要务，向前辈先贤学习中医理论和临床实践精华，努力将中医药文化发扬光大，庇护中华！

河南中医药大学

陈玉飞

2023年11月

张佩江简介

张佩江，男，1961年出生于河南开封。1979年考入河南中医学院（今河南中医药大学），以特优生资格留校任教，从事教学、临床及管理工作。在担任信息技术学院院长期间，他主持开发了多种中医药与信息技术结合平台，为中医药与信息技术的有机结合作出了贡献。

张佩江教授现为全国白塞联盟中医专家，为该联盟讲座、义诊多次，在全国享有很高的声誉。为了充分发挥中医药在治疗疑难杂症、专科专病中的作用，2021年10月，张佩江教授带领其团队以中医药为主要治疗手段，在河南中医药大学第三附属医院开办了白塞综合征专科门诊。该专科门诊紧紧围绕白塞综合征，主要研究以黏膜病变为主的相关并发症，如反复口腔溃疡、外阴及肛周溃疡等，个别还会累及肠胃、肺、心等器官。对于每一位前来就诊的患者，张佩江教授都会详细询问其病史，并做好病历书写和记录，采用中西医结合的治疗方式。在服用西药的同时，结合中医药治疗，并给予相应的饮食指导。该专科门诊以其疗效好、痛苦少的特色，吸引了全国各地的患者前来就诊。

毕业留校后，张佩江教授在参与教学、管理的同时，从事中医内科临床工作30余年。作为第四批全国老中医药专家学术经验继承工作指导老师李发枝教授的主要学术继承人，他是李发枝教授的开门弟子，又是李发枝名医工作室的主要工作人员。在跟随李发枝教授和独立诊治病患时，他注重使用经方治疗内科疾病，并深感中医的精髓确实能在临床实践中得以体现，使张佩江教授的临床经验日臻丰富。

　　张佩江教授潜心研究中医经典，学宗《内经》《难经》，法崇仲景，旁及东垣，方采诸家，临证中注重运用中医辨证论治思维。他的治疗方法注重方证相应、专病专方和辨证论治相结合，在临床工作中深入学习与运用伤寒、金匮方证，尤其是在风湿免疫系统疾病、呼吸系统疾病、消化系统疾病等疑难疾病的诊治方面，张佩江教授积累了丰富的诊疗经验，取得了较为满意的疗效，广受好评。对于白塞综合征（狐惑病）、顽固性口腔溃疡、过敏性鼻炎、类风湿关节炎、干燥综合征、肝硬化腹水、强直性脊柱炎、小儿抽动症、食积、亚健康调理、免疫力低下引起的反复感冒、慢性咳嗽、哮喘、三叉神经痛、骨质疏松症等疾病，张佩江教授有着丰富的治疗经验。

目　录

第一章
张佩江对甘草泻心汤的继承和应用

张佩江教授深得李发枝教授真传，在主持课题"李发枝对张仲景甘草泻心汤的继承和发展"期间，正值疫病肆虐。在此期间，发现一些感染病患符合甘草泻心汤的证候，但对症治疗效果不佳。然而，在经过加减应用该方后，治疗效果显著。需要注意的是，疫病具有独特的发生、发展和变异规律，因此中医治疗疫病并非依赖于一味"特效药"，而是根据个体化情况，因地、因时、因人制宜进行辨证论治。本书旨在为读者提供辨证治疗思路和临床用药经验，甘草泻心汤仅是治疗疫病的众多方药之一。

一、"李发枝对张仲景甘草泻心汤的继承和发展"及研究背景

张仲景《伤寒杂病论》所确立的"辨证论治"原则，是中医临床的基本原则，也是中医的灵魂所在。这本书被誉为"方书之祖"，在疫病防治中，国家卫健委和国家中医药管理局联合发文向全国推荐使用清肺排毒汤，其来源

便是张仲景《伤寒杂病论》中的方剂。

在《伤寒杂病论》中，甘草泻心汤是备受关注的方剂，共有两条论述。《伤寒论》第158条云："伤寒中风，医反下之，其人下利日数十行，谷不化，腹中雷鸣，心下痞硬而满，干呕心烦不得安，医见心下痞，谓病不尽，复下之，其痞益甚，此非结热，但以胃中虚，客气上逆，故使硬也，甘草泻心汤主之。""下利、腹中雷鸣"实为土虚木乘而致；"心下痞硬、干呕"则因胃中虚而客气上逆；"心烦不得安"是因脾胃受伤后升降失常，上热下寒而热扰心神所致，这些正是甘草泻心汤的治疗范畴。此外，《金匮要略·百合狐惑阴阳毒病脉证治》也有涉及甘草泻心汤的论述，狐惑病（与西医白塞综合征相类似）的症状类似于伤寒，但它会导致"目不得闭、卧起不安、恶闻食臭、面乍赤乍黑乍白"等情况，由于病机相同，故甘草泻心汤同样可以治疗狐惑病。

虽然所载方药并不完全一致，但根据陈修园《金匮方歌括》的记载："伤寒甘草泻心汤，却妙增参三两匡，彼治痞成下利甚，此医狐惑探源方。"甘草泻心汤主要用于治疗误下所致"心下痞"和狐惑病，李发枝教授传承仲景学说，据中医经典理论，紧扣方证病机，拓展甘草泻心汤的主治范围，治疗病种涉及风湿免疫系统、结缔组织疾病、消化系统疾病、妇科疾病、皮肤病，以及神经系统疾病、呼吸系统等多系统疾病。

二、甘草泻心汤的古为今用

在临床实践中，可以看到符合甘草泻心汤证的患者数量非常多。李发枝教授认为，主要有两个原因：一是当今物质生活条件的改善与提高，一些人受到西方医学模式的影响，抛弃了"五谷为养，五果为助"的理念，不当追求饮食结构的改善，嗜食肥甘，久而久之，会导致脾胃失衡，产生湿热；二是责之苦寒类中（成）药，大剂量、长疗程的抗生素不当使用。李发枝教授认为，滥用抗生素会困脾生湿化热，从而导致湿热毒邪内蕴，表现为甘草泻心汤证。因此，深入挖掘甘草泻心汤，对于治疗疫病同样具有十分重要的现实意义。

中医药学是中华民族的伟大创造，它是中国古代科学的瑰宝，也是打开中华文明宝库的钥匙。中医药学为中华民族的繁衍生息作出了重要贡献，对世界文明进步产生了积极影响，基于此，中医经典著作的研究便显得尤为重要。医圣张仲景在所著《伤寒杂病论》中首次详辨证、方药，为后世医家承袭经方的开山之作，堪称经典。因此，他不仅是中医辨证论治的始祖，更在外感病和内伤杂病的治疗方面积累了众多千古名方。历代医家在传承经典著作思想的同时，也不断对理论和方剂进行充实和拓展应用。李发枝教授继承仲景学术思想，立足中医学理论，结合现代社会疾病谱的变化，在临床上拓展并运用甘草泻心汤的治疗范围，可谓"勤求古训，博采众方"。他继承和发展了张仲景甘草泻心汤的应用范围，逐渐形成了具有个人特色的临证学术理论和实践经验。

随着生活节奏的加快、社会竞争压力的增大、气候环境不断恶化，以及人们物质生活水平的提高，饮食因素对现代人发病的影响逐年上升，如肥胖症、糖尿病、心脑血管疾病、脂肪肝、痛风和癌症等。近年来，传染病流行也对人们的精神心理造成了一定影响，情志因素在此类疾病的发生发展过程中也不容忽视。饮食因素与情志因素共同影响人体健康，可引发消化系统、神经系统等疾病，导致出现精神情感障碍、饮食和睡眠障碍。这些问题严重危害着人类的身心健康，影响着个人的社会生活能力。病情易反复，严重时可导致患者自杀，已经成为重要的公共卫生问题和社会问题。据统计，因情绪因素导致疾病的发生，在未来十年可能成为第二大因素。

基于以上致病因素，李发枝教授承袭仲景学术思想，立足中医学理论，结合现代社会疾病谱的变化，在临床上拓展并运用甘草泻心汤治疗疾病范围并取得良好疗效。因此，许多国内外中医药专家在基于中医药经典理论指导下，结合现代研究，对张仲景学术理论思想和其方药进行了诸多研究。他们不断继承发展方药理论，为患者解除病痛，为传承和发扬中医药学作出重要贡献。这些研究为临床医务工作者学习张仲景学术思想和运用甘草泻心汤治疗相关疾病提供了重要临床参考价值和意义。

在当前的研究阶段，全球暴发的疫病给人类生命安全带来了巨大威胁，医疗科研人员和医护人员在与疫病的斗争中发挥了关键作用。同时，也为我们在这一特殊时期深入挖掘甘草泻心汤的适用范围提供了难得机遇。甘草泻心汤是张仲景所著的一首名方，具有清热泻火、和中安神的功效，适用于心火亢旺、中焦湿热、心神不宁等证。借助这个时机，我们可以对甘草泻心汤进行更为深入的研究，探讨其在防治疫病方面的临床应用和治疗效果。深入挖掘甘草泻心汤的适用范围不仅可以丰富我们的研究内容，还可以为疫病的治疗提供更多的科学依据和实践指导。在这个重要时刻，我们应该珍惜这个机遇，充分发掘甘草泻心汤的潜力，为人类健康保驾护航。

三、《金匮要略·百合狐惑阴阳毒病脉证治》中甘草泻心汤治疗疫病的依据

（一）症状对应

根据《金匮要略·百合狐惑阴阳毒病脉证治》所述，狐惑病状酷似伤寒，表现为欲眠而不得、目睛不能闭合、躁动不安等，同时可能出现喉部或阴部溃疡、面色红黑不定、声音嘶哑、食欲不振等症。甘草泻心汤可用于治疗此类狐惑病证，具有清热泻火、和中安神之效。此外，在疫病期间，甘草泻心汤还可用于治疗感染疫病初期患者，尤其是以发热、恶寒、身体疼痛、口干咽痛、头痛、乏力为

主要症状者。临床实践表明，甘草泻心汤可缓解这些症状，提高患者免疫力，促进其康复。因此，我们应珍视此机会，认真探讨甘草泻心汤的临床应用和疗效，为疫病治疗提供更多科学依据和实践指导。

（二）病机一致

根据《金匮要略·百合狐惑阴阳毒病脉证治》所述，狐惑病状类似于当前的寒湿疫病。狐惑病的病机是脾虚湿毒，而这次疫病是由脾虚和感受寒湿疫毒之邪引起的。这两种疾病的病机相似，都与脾胃有关。

甘草泻心汤是张仲景所著名方，主要功效是健脾化湿，清热解毒。在治疗狐惑病和疫病时，甘草泻心汤可作为疫病初期的治疗方剂。甘草泻心汤能够恢复脾的运化功能，促进水湿代谢，消除湿毒。同时，甘草泻心汤还能清除湿热之邪，缓解症状。因此，甘草泻心汤对于治疗狐惑病和疫病都有一定疗效。

四、临床实践

张仲景的"甘草泻心汤"在治疗疫病方面具有良好的临床疗效。在本轮疫病中，使用甘草泻心汤可以有效缓解多种症状，包括发热、咳嗽、咽痛等，并有助于提升患者免疫力。然而，尽管该方有显著的治疗作用，但鲜有人知晓。

从2022年12月初至今，张佩江教授及其团队已开出数百张甘草泻心汤加减处方，用于治疗疫病。通过观察患者的舌象、脉象及体征等综合指标，结合当年气候特点，张佩江教授认为，本轮疫病属于脾虚感受寒湿疫毒的"寒湿疫"。

由于疫病背景下难以完全实施一人一诊、一人一方的治疗模式，因此，课题研究组在甘草泻心汤的基础上进行了加减。该方包括生甘草20g，清半夏20g，黄芩10g，黄连3g，干姜9g，党参15g，柴胡25g，葛根20g，麻黄9g，桔梗10g，款冬花12g，茯苓15g，大枣10g等。根据临床观察，使用该方的患者中，有70%的人只用了一剂药就症状大减，使用两剂药后症状基本消除。这充分说明了甘草泻心汤加减方在治疗疫病方面的显著疗效。

本轮疫病多数患者并不适合单用清热解毒的寒凉药。很多患者误以为中药治疫病就是清热解毒即"杀病毒"，这是错误的观念。中医辨证论治需要明确寒热，"寒者热之，热者寒之"。因此，一味使用清热解毒的寒凉药并不合适。对于本轮疫病感染的大多数患者，咽痛是一个突出的表现，而抗生素和清热解毒药的效果并不理想。在这种情况下，张佩江教授会优先考虑使用甘草泻心汤原方或加桔梗10g，并确保干姜的用量不少于9g。

然而，甘草泻心汤并非适用于所有患者。对于寒湿体质的患者而言，使用该方可能会导致病情进一步加重。因为该方具有清热燥湿的功效，可以促进水湿代谢，加速湿热之邪的排出。但对于寒湿体质者而言，其体内寒湿之邪相对较轻，往往难以发挥清热作用，反而可能加重病情。

总而言之，甘草泻心汤在治疗疫病方面具有重要作用。无论是治疗疫病还是其他疾病，我们都应根据患者的体质、病因等因素进行辨证论治，选择合适的治疗方法。在燥湿和清热解毒的基础上，还需考虑寒湿之邪，适当调整药物剂量和配伍，以获得更好的治疗效果。

需要注意的是，即使是同样的中药方剂，在不同人身上，不同情况下使用时可能会产生不同的效果。因此，中医强调辨证论治，使用该方时需根据患者的具体情况进行个性化处理。同时，我们也要认识到，中药并非"灵丹妙药"，它是一种需要科学使用的医疗资源，必须在专业医生的指导下进行合理应用。

第二章
张佩江特色用药

一、疫病用药

张佩江教授认为疫病的治疗可分为感染期和恢复期两个阶段。感染期或发作期患者以攻邪兼顾护津液为治疗大法，恢复期患者则以养阴、清散余邪为原则。

具体而言，对于痰、咳、喘为主诉，兼有咽痛而灼热，干咳无痰者，应辨为火热伤阴，张佩江教授常予清热滋阴，宣肺止咳化痰法，选用叶氏桑叶玉竹方或桑叶杏仁方加减，如桑叶、桔梗、北沙参、玉竹、连翘、生甘草、芦根、炒冬瓜仁等。对于湿邪偏重者，选用三拗汤，酌加炒薏苡仁、桑叶、川贝母；如余邪未尽、邪热在肺，选用北沙参、麦冬、玉竹、天花粉、连翘、炙枇杷叶；如咽痛，痰见血丝，可酌加桑叶、天花粉、炒牛蒡子、射干、连翘、浙贝母；如疫病以咳嗽开始伴呕吐者，可用小柴胡汤加瓜蒌皮、炙枇杷叶；如黄痰、黏痰，可选用麻杏石甘汤合千金苇茎汤；如汗后喘、气上冲，可以用桂枝加厚朴杏子汤；如外感风寒，内有痰饮，可选用小青龙汤；如身痛，为汗后经输不利，以致肌肉酸痛，可以用桂枝加葛根汤；如"项背强"，颈背部不适，可以用葛根汤；如邪郁经络，可选用桂枝、石膏、防己、杏仁；如高热身痛不恶寒，可以用僵蚕、北沙参、玉竹、黄连等；如食欲不振，可用北沙参、麦冬、炒白扁豆、石斛、石菖蒲、麦芽、陈皮；如头胀，可选用北沙参、麦冬、荷叶、蔓荆子等药物治疗。

对于疫病恢复期患者，常伴有疲倦乏力，恶寒，四肢欠温，心慌气短，多梦盗汗，食欲不振，便溏和严重皮肤问题等症状，此时可选用黄煌教授推荐恢复期调理方柴苓复元汤加减进行治疗。对于嗅觉、味觉障碍者，可选用仝小林院士防治新冠常用方苍耳通窍活血汤加减：炒苍耳子9g，辛夷9g（包煎），薄荷3g（后下），白芷9g，川芎15g，桃仁9g，黄芪24g，泽泻15g，炒苦杏仁6g，麝香0.2g（冲服），黄酒50g，老葱白2根，生姜15g。

二、常用对药

（一）肉桂与升麻

肉桂味辛、甘，性大热，归肾、脾、心、肝经。其功效包括补火助阳、散寒止痛、温经通脉、引火归原等。在使用肉桂时，张佩江教授强调要处理好"元无所归则热灼"与"热盛则肉腐"之间的辩证关系，并且需要结合阶段性体质来使用。南宋名医张杲在《医说》中指出"元无所归则热灼"，这是对虚火上炎所致各种肿痛、溃疡病机的高度概括，引火归原则是治疗脾虚湿阻，湿郁化热成毒而致疾病的治疗大法。因此，肉桂作为引火归原的首选药物，需慎重使用。升麻为甘辛之味，微寒之性，主治解百毒，具有发表透疹、清热解毒等功效。据《名医别录》所述，其可以治疗喉痛口疮。用量方面，如需升发阳气，一般使用6g；如需清热解毒，则需要使用10~20g。张佩江教授通常将肉桂和升麻相结合，治疗口舌糜烂疼痛严重者，疗效显著。

（二）土茯苓与忍冬藤

土茯苓和忍冬藤均有解毒的功效，其中土茯苓还能够除湿，通利关节；而忍冬藤不仅能够清热解毒，还能够通络。这两味中药相配，既能够解毒，又能够除湿通络，功效亦清亦通。张佩江教授常用此药治疗脾虚湿热引起的白塞综合征（属中医学"狐惑病"范畴）及其他各种变异病症。此外，土茯苓和忍冬藤的组合还可用于治疗痤疮、结节性红斑、强直性脊柱炎等疾病，临床疗效显著。

（三）泽兰与茜草

泽兰、茜草皆为肝经之药。其中，泽兰具有"芳香悦脾、疏利悦肝、畅达肤窍"（《本草通玄》）等功效，能疏通气机、行血通络、畅达营卫，故被誉为妇科上品。茜草味苦，性寒，善于行血化瘀，既可凉血止血，又可化瘀止血。二者皆为调经圣药，相辅相成，既能活血，又能通经，以达到活血而不留瘀的效果。张佩江教授常将泽兰与茜草结合应用，治疗因血行瘀滞导致的月经不调。

（四）山豆根与鱼腥草

此对药为张佩江教授习裴永清教授之经验。山豆根味苦，性寒，有毒，归肺、胃经。主要功效为清热解毒、消肿利咽。主治火毒蕴结所致的乳蛾喉痹、咽喉肿痛、齿龈肿痛、口舌生疮等症状。鱼腥草味辛，性微寒，归肺经，主要功效为清热解毒，消痈排脓。二药配伍使用，功能清热解毒，消肿化痈，具有显著的抗炎消肿作用，在治疗咽喉部位的实热证方面有显著疗效。需要说明的是，山豆根具有较强的毒性，当谨慎使用，尤其是对于小孩或脾胃虚弱之人群，应从小剂量开始使用，以避免不良反应。然而，对实热体壮之人，则可放心使用5～10g，效果显著。这也符合中医学"因人而异""辨论施治"的基本原则。

（五）麦冬与北沙参

张佩江教授熟读《临证指南医案》，深受叶氏学派的影响，擅长使用麦冬、北沙参等药物治疗肺胃阴虚等证。北沙参能够养阴清肺，麦冬则具有润肺养阴的功效，二药配伍，能够共同发挥养肺阴、润肺燥、清肺热的作用。适用于口干多饮、食欲不振、大便干燥、舌苔光剥或舌红少苔少津、胃痛、干呕等症状；同时，二者还可补气祛痰，治疗痰液黏稠不易咳出的症状。在临床应用中，可以根据患者的具体情况进行加减，以达到更好的治疗效果。例如，加入石斛、玉竹等甘凉润燥的药物，适用于燥热或木火上升、灼烁胃阴的证候；加入白扁豆、佩兰等清养胃阴的药物，适用于温病后期胃阴未复、胃气不醒的情况；加入半夏、茯苓、人参等通降阳明的药物，适用于胃阴虚、胃气上逆的证候；加入生地黄、熟地黄、天冬、阿胶等金水同治的药物，则主要用于胃阴虚、肾阴亏损的证候。

（六）鸡矢藤与鱼腥草

张佩江教授深受四川著名中医专家龚志贤先生的学术思想影响，熟读《龚志贤临床经验集》，特别是在治疗小儿疾病方面。他提出了"以通为用"的治疗法则，即通过通利气滞、通清肺热等方法来治疗小儿疾病。鸡矢藤味甘，微苦，适用于脾、胃、肝、肺经，具有消食导滞、化痰止咳、祛风活血的功效。而鱼腥草则能清热解毒、消痈排脓。二者相配，可消积化滞，清肺排脓，实现肺胃同治的效果。这也符合"以通为用"的治疗原则，有效防止小儿稚阴稚阳之体感受外邪，进而发展为热病。

（七）栀子与淡豆豉

栀子味苦，性寒，归心、肺、三焦经，具有泻火除烦、清热利湿、凉血解毒、消肿止痛的功效。生栀子作用在于泄气分热，清热泻火。淡豆豉味苦、辛，性凉，归肺、胃经；具有解表、除烦、宣发郁热等功效。《伤寒论》中载有二药配伍使用的方剂，即"栀子豉汤"。其中栀子与淡豆豉搭配，可发汗解肌、清泄里热。栀子主要以清热为主，淡豆豉则以解表为主。二者搭配可发挥协同作用，特别适用于寒湿疫之热扰胸膈、余邪未尽的病证。

（八）黄连与干姜

黄连味苦，性寒，可清热燥湿，泻火解毒。干姜为大辛大热之品，具有温中散寒、回阳通脉、温肺化饮等功效。二药相配，寒热并用，辛开苦降。常用于治疗寒热互结、脾胃不和、升降失常、湿热留恋等证。但需要注意，因黄连为寒性药物，用量过大会伤及脾胃阳气，应在保证辨证准确的前提下使用。

（九）酸枣仁与白芍

酸枣仁味甘，性平，归心、肝经，具有养心安神、敛汗止汗的功效。白芍味苦、酸，性微寒，归属肝、脾经，具有养血调经、敛阴止汗、柔肝止痛、平抑肝阳的功效。张佩江教授在临床实践中将酸枣仁和白芍合用，以治疗心肝血虚所引起的失眠不安、自汗、盗汗等症状。

（十）葛根与泽泻

葛根与泽泻均具有"起阴气"的功效。《神农本草经》谓葛根："味甘、平。主消渴，身大热，呕吐，诸痹。起阴气，解诸毒。"《名医别录》谓泽泻："主补虚损、五劳，除五脏痞满，起阴气，止泄精，消渴、淋沥，逐膀胱三焦停水。"葛根和泽泻的"起阴气"功效，均与身体的水液代谢异常有关。葛根能够从下部将"阴化从阳生"，而泽泻则从上部"化阴而阳复元"。张佩江教授常用它们来治疗因中气不足、气血不畅而引起的颈椎病、眩晕等，疗效显著。在临床实践中，二者常被重用至30g，并且对于眩晕患者，泽泻的用量可增加至40g，即泽泻汤之意。

（十一）葱白与淡豆豉

《肘后备急方》中记载，将葱白与淡豆豉合用，即葱豉汤。葱白性辛、温，能够通阳发表；淡豆豉具有宣发郁热的作用。两药合用，可通阳发汗，透邪外出。张佩江教授常将葱豉汤与麻黄类方剂合用，用于治疗温病初期，表现为恶寒症状的患者。此外，对于风寒感冒初期出现的头痛、鼻塞等轻微症状的患者，也可以加减使用。清代医家张璐曾这样评价该对药："本方药味虽轻，功效最著，凡虚人风热，伏气发温，及产后感冒，靡不随手获效。"

（十二）僵蚕与蝉蜕

僵蚕僵而不腐，其气味薄，其性轻浮，主升，功善息风止痉，祛风止痛，化痰散结。蝉蜕为清薄之品，善走皮腠，功能疏散风热，利咽开音，明目退翳，息风止痉。杨栗山《伤寒瘟疫条辨》中的升降散，即取二药升清之力，为治疗疫毒之要药。二药合用，升清阳，走上行表，宣透邪毒外达。张佩江教授常用其治疗咽炎、上呼吸道感染，以及由风邪引起的各种疾病。

第三章
疫病述古

本章旨在整理前人对于疫病的相关论述，明确其起源，并学习古人对于瘟疫的认识和治疗方法，以此为疫病的治疗提供指导和借鉴。自温病学派创始人吴又可的《温疫论》问世以来，叶天士的卫气营血辨证、吴鞠通的三焦辨证，再到杨栗山的《伤寒瘟疫条辨》、余师愚的《疫疹一得》、刘奎的《松峰说疫》、戴天章的《广瘟疫论》等著作，都极大地丰富了古人对于瘟疫的认识和理解。

本书所涉及的疫病，包括中医学所称的"瘟疫""湿热病""疫病"和"温病"。瘟疫分为广义和狭义两种。清代医家吴鞠通根据发病因素的不同，将温病分为"风温、温热、温疫、温毒、暑温、湿温、秋燥、冬温、温疟"（《温病条辨》）九种，其中"温疫"指传染性疫病，其病因为"疠气"，与吴又可的观点相符。本章将重点分析具有传染性的疫病，结合当前疫情的发病特点和临床表现，应用瘟疫和伤寒的理论，借鉴前人经验，为临床治疗疫病提供理论指导。总之，根据不同证候制定相应治法，方剂更应依据治法而选取，张佩江教授在临床实践中不拘泥于特定方剂，而注重医理，即把握疾病的病因、病机和发展过程，治疗方法和方药自然应运而生。

第一节　温病与伤寒

一、首辨伤寒

伤寒有广义和狭义之分。狭义的伤寒是指由外感寒邪所致、急性发作的疾病。而广义的伤寒则是多种外感疾病的统称，譬如《素问·热论》记载："今夫热病者，皆伤寒之类也。"仲景的《伤寒论·伤寒例》则引用了《阴阳大论》的记载："春气温和，夏气暑热，秋气清凉，冬气冰冽，此则四时正气之序也。冬时严寒，万类深藏，君子固密，则不伤于寒，触冒之者，乃名伤寒耳。"这里明确指出，"触冒寒气"就是指的伤寒，也就是狭义伤寒。

南宋医家杨士瀛在《伤寒类书活人总括》中对春温、夏热、风温和湿温进行了较为详细的阐述。他指出，春温是指从春季开始到夏至前的一段时间，患者主要表现为"发热咳嗽，头痛身疼，口中燥渴，脉来浮紧"等症状；而夏热也是由伤寒所致，患者主要表现为"发热，头疼，肢体痛重，或恶寒，或恶热，其脉洪盛"。风温则是由受风邪所致，再加上热邪的侵袭，"风与热搏"，患者主要表现为"尺寸俱浮""四肢缓纵而不收""身热自汗，头疼喘息，发渴昏睡，或体重不仁"等症状。湿温则是受潮湿邪气所致，再加上热邪侵袭，"湿与热搏"，患者脉"寸濡而弱，尺小而急"，主要临床表现为"胸腹满，头目痛，发壮热，苦妄言，身上汗多，两胫逆冷，倦怠，恶寒"等症状。由此可知，这四类疾病都与伤寒有相似之处，但病因和治疗方法有所不同，因此在诊断时需要谨慎辨别区分，以免在临床诊治中出现错误。

《伤寒论·伤寒例》云："其伤于四时之气，皆能为病。以伤寒为毒者，以其最成杀厉之气也。"说明四时皆可伤于寒邪，而寒邪最易成"杀厉之气"，故伤人严重。又云："中而即病者，名曰伤寒。不即病者，寒毒藏于肌肤，至春变为温病，至夏变为暑病。暑病者，热极重于温也。是以辛苦之人，春夏多温热者，皆由冬时触寒所致，非时行之气也。"这里详细说明了伤寒和伏气温病的发病特点，前者为感而即发，后者在伏藏一段时间后才发作。伏气温病是由受寒邪侵袭，邪气藏于肌肤所致，其病位较前者更浅，至春发为温病。张佩江教授认为，这里所说的"温病"应该是风温，即肌表疾病，并非深层躯体内部的疾病，也不是由四季流行的传染病所引发。

清代汪机在《伤寒选录》中对伤寒和温病之间的关系进行了精辟解释。他引用了赵嗣真的观点："按仲景论谓，冬月冒寒，伏藏于肌肤，而未即病，因春温气所变，则为热。夫变者，改易之义也。至此则伏寒于冬，随春夏之气改变为温、为热。既变之后，不得复言其为寒也。所以仲景云温病不恶寒者，其理可见矣。《活人书》却于温病曰：阳热未盛，为寒所制，岂以伏寒既以变而为温，尚可言寒能制其热耶？"如患者主要表现为发热、不恶寒、有汗、唇红、口干、口渴，张佩江教授通常会使用银翘散，并配以僵蚕、芦根、杏仁、桔梗和栀子等进行治疗。此外，应该禁用麻黄、桂枝、柴胡、葛根及苦寒辛散之剂。总之，春夏季节的温病是由冬季的寒邪所致，而非由四季流行的传染病所导致，在诊断时需要慎重辨别。

二、辨时气与非时之气

气候异常会导致疾病在某一季节或某一年中流行，这便是时行之气。《伤寒论·伤寒例》中指出："凡时行者，春时应暖而复大寒，夏时应大热而反大凉，秋时应凉而反大热，冬时应寒而反大温，此非其时而有其气，是以一岁之中，长幼之病多相似者，此则时行之气也。"另外，《伤寒论·伤寒例》还提到了非时之气，通常指的是伏气。伏气是指人体受寒邪侵袭后，邪气伏藏于体表而未立即发病，等到气温变暖时，伏藏的邪气就会逐渐侵袭体内，从而引发温病和暑病。其中，温病主要表现为发热、口渴、汗出、舌红等症状，而暑病则比温病更为严重，表现为高热、口渴、汗不出、脉细数等症状。

三、辨伤寒与温病

追根溯源，温病来源于伤寒，而有别于伤寒，是伤寒的补充与发展。二者为传承关系，如仲景在《伤寒论》中，就最早指出了温病与伤寒的发病特点，如《伤寒论》第6条云："太阳病，发热而渴，不恶寒者，为温病。"《伤寒论》中的许多处方不只适用于伤寒，许多处方被后世温病学派所借鉴，如《温病条辨》中的"五承气汤"和白虎汤类方等，均来源于仲景治疗阳明实热证的白虎汤、阳明腑实证的"三承气汤"。此外，如热病后期注重清余邪、保津液的竹叶石膏汤等。

对于温病，历代医家的认识不尽相同。如吴又可的《温疫论》认为伤寒与瘟疫在多个方面存在不同，其一为感邪不同："温疫与伤寒，感受有霄壤之隔。"其二为治疗不同："伤寒投剂，一汗而解；时疫发汗，虽汗不解。""伤寒初起，以发表为先；时疫初起，以疏利为主。"其三在有无传染性："伤寒不传染于人，时疫能传染于人。"其四在人体传播途径不同："伤寒之邪，自毛窍而入；时疫之邪，自口鼻而入。"其五在即发与后发："伤寒感而即发，时疫感久而后发。"其六在汗解在前或在后之不同："伤寒汗解在前，时疫汗解在后。"而后世叶天士在《温热论》开篇，就指出了关于温病与伤寒在病因、感邪途径、病位、发生与发展规律，以及治疗上的不同，如叶氏谓："温邪上受，首先犯肺，逆传心包。肺主气属卫，心主血属营。辨营卫气血虽与伤寒同，若论治法则与伤寒大异也。"后世将此作为温病大纲，温病学由此逐渐成为有别于伤寒学说的独立医学体系。关于温病与伤寒的病因、发展规律，杨栗山的论述颇为切合，如其在自序中云："一日读《温疫论》，至伤寒得天地之常气，温病得天地之杂气，而心目为之一开。又读《缵论》，至伤寒自气分而传入血分，温病由血分而发出气分，不禁抚卷流连，豁然大悟。"当代伤寒大家刘渡舟在《刘渡舟伤寒论讲稿》中说："第一，'冬伤于寒，春必病温'，温病是由伏邪所致。也就是说，虽然在冬季感受了寒邪，但是没发作，而是潜伏在里，随着春季的阳气外引，或者一些外因的诱发，人身的阳气就化热了，出现一些温热的现象。第二，'冬不藏精，春必病温'，就是人体内阴精不足，必然导致阳热有余，感受了邪气就会化热，出现一些温热的现象。第三，'先夏至日为病温，后夏至日为病暑'。夏至以前化热的病叫作温病，夏至以后化热的病叫作暑病。到了清代，对于温病的认识更进步了，认为温病是'温邪上受，首先犯肺'，是伤了手太阴肺经所致，叫作太阴温病。热邪势必伤阴，以太阴为主。总之，虽然说法不同，但是认识是一致的。温病是温热之邪所致，最能伤人的阴气、津液。张仲景就是持这种看法。因为温邪耗伤津液，化热最快，所以出现'发热而渴'。因为热势较甚，所以恶寒为轻，甚至不恶寒。将温病与伤寒混淆，往往会造成对温病的误治，譬如用麻黄、桂枝治疗温病发生错误的医案记载还是很多的。温病是温热伤阴之病，用麻黄、桂枝这些辛温之药不但治不了温邪，还会助热伤阴，后患无穷。"在诊断方面，戴天章认为伤寒之法不适合瘟疫，其著作常先区别伤寒、瘟疫不同，再论二者辨治之不同，不可偏执于以伤寒辨治瘟疫。戴天章提出伤寒"汗不厌早，下不厌迟"与瘟疫"下不厌早，汗不厌迟"的治疗原则。在治疗上，杨栗山在《伤寒瘟疫条辨》中提出瘟疫"若用辛温解表，是为抱薪投火，轻者必重，重者必死"，治温病"惟用辛凉苦寒"。

综上，伤寒和温病都属于广义的伤寒范畴，而温病又可分为广义和狭义。就传染性而言，广义温病包括了伏气温病，即《素问·生气通天论》所说的"冬伤于寒，春必病温"。而本书所讨论的狭义温病具有传染性质，因此这里重点在于区分狭义伤寒和狭义温病。明代王肯堂的《证治准绳》对伤寒和温病的区别较为清晰，结合该书和历代医家的认识，兹从以下几个方面进行简单区分。第一，从发病季节来看，伤寒"发于天令寒冷之时（《证治准绳》）"，而温病与气候异常密切相关，因此可以在一年四季中发病。第二，从病因上讲，伤寒是因感受寒邪而发病，而温病则是由"戾气（《温疫论》）"引起的。第三，从传染性来看，温病具有传染性，而伤寒则没有。第四，从病机上讲，伤寒是由"寒邪在表，闭其腠理（《证治准绳》)"引起的，而温病是"温邪上受，首先犯肺，逆传心包（《临证指南医案》)"。第五，从传变的角度来看，伤寒感染后即可发病，多呈经络传变或越经传变等情况，而温病发病迅速，常进展为"逆传心包"的危重症状。第六，从症状上讲，伤寒（包括中风表虚证）初期以发热、恶寒、头痛、有汗或无汗、舌淡、苔薄、脉浮紧为主；而温病则以发热或高热、咳嗽、咽痛、身痛、乏力、舌红或淡红、苔通常呈白腻或黄腻、脉滑数为常见临床表现。最后，从治疗方法上来说，伤寒应采用辛温解表的治法，如桂枝、麻黄等方剂（《证治准绳》)；而温病则应使用"辛凉或苦寒或酸苦之剂（《证治准绳》)"，如清瘟败毒饮（《疫疹一得》)、升降散（《伤寒瘟疫条辨》)等方剂。

第二节　疫病的病因

关于疫病的病原，清代医家吴又可创造性地提出了"戾气"学说，认为瘟疫发生的原因为感受"天地之疠气"，如吴又可在《温疫论·原病》中指出："疫者感天地之疠气，在岁有多寡，在方隅有厚薄，在四时有盛衰。此气之来，无论老少强弱，触之者即病。"吴氏认为"戾气"与一般的六淫之邪（风、寒、暑、湿、燥、火）不同，"戾气"为一种特殊的致病物质，又称"异气""疠气""杂气"；又如该书《杂气论》云："为病颇重，因名之疠气。"《论气所伤不同》云："知其气各异，故谓之杂气。"吴氏认为："物者气之化也，气者物之变也，气即是物，物即是气。"指出了"戾气"的这种病原体是客观存在的，具有物质性，如吴氏谓："然气无所可求，无象可见，况无声复无臭，何能得睹得闻？人恶得而知气？又恶得而知其气之不一也？是气也，其来无时，其着无方，众人有触之者，各随其气而为诸病焉。"只不过在当时的客观条件限制下，没有科学工具如显微镜等的帮助，难以真正揭示病原体的真相。他在病原体的描述和认识理论上达到了当时的最高水平。除发现瘟疫病原外，吴氏进而将"戾气"推及为疔疮、发背、痈疽、肿毒、气毒、流注、流火丹毒等相关疾病的病因，如吴氏谓"实非火也，亦杂气之所为耳"。

除此之外，薛生白认为瘟疫发病的内因为脾胃。他在《湿热条辨》中指出："太阴内伤，湿饮停聚，客邪再至，内外相引，故病湿热。"也就是说，脾胃内伤，致使水湿无法运化，再感染外邪，才会导致湿热病的发生。

杨栗山的《伤寒瘟疫条辨》则认为，郁热证不仅新感温病有之，更是伏气温病的一个重要形成因素。他在该书中指出："温病得于天地之杂气，怫热在里，由内而达于外，故不恶寒而作渴，此内之郁热为重。"他认为伏气温病初起即见里热较重的见证，一旦气机闭塞不通，邪不能达表，则会呈现里热内郁之象。因此，他认为："论杂气伏郁血分，为温病所从出之源，变证之总。"

吴鞠通的《温病条辨》则认为，疫病的病因有三种：一是"伏气为病"，即《素问·六元正纪大论》所言的"春温、冬咳、温疟"。二是"司天时令现行之气，如前列《六元正纪》所云是也"。三是"非其时而有其气，如又可所云戾气，间亦有之，乃其变也"。由此可见，吴鞠通所论疫病的病因更为广泛，并非仅仅一"戾气"。他所提出的理论体系，为后代医家提供了丰富的思路和启示。

第三节　疫病的传播与流行

清代医家吴又可在疫病的传播和流行方面有着较为超前的认识。他在《温疫论》中指出，瘟疫在人体中的传播途径是通过口鼻进入，客居于半表半里之膜原。吴氏认为："邪自口鼻而入，则其所客，内不在脏腑，外不在经络，舍于伏脊之内，去表不远，附近于胃，乃表里之分界，是为半表半里，即《针经》所谓横连膜原是也……凡邪在经为表，在胃为里，今邪在膜原者，正当经胃交关之所，故为半表半里。其热淫之气，浮越于某经，即能显某经之证。"杨栗山也支持了瘟疫由口鼻进入人体的观点，他在《伤寒瘟疫条辨》中认为"温病之所由来"，是因"杂气由口鼻入三焦，怫郁内炽"。

吴氏认为，人体外传播"戾气"的途径有两种：通过空气传播和通过人与人之间的接触传播。他谓："邪之所着，有天受，有传染，所感虽殊，其病则一。"感受戾气之后是否致病，则取决于戾气的强弱和人体的正气。吴氏认为："凡人口鼻之气，通乎天气，本气充满，邪不易人；本气适逢亏欠，呼吸之间，外邪因而乘之……若其年气来盛厉，不论强弱，正气稍衰者，触之即病，则又不拘于此矣。其感之深者，中而即发；感之浅者，邪不胜正，未能顿发，或遇饥饱劳碌，忧思气怒，正气被伤，邪气始得张溢，营卫运行之机，乃为之阻，吾身之阳气，因而屈曲，故为病热。"

吴氏还指出了疫病的传播方式可分为散发和流行两类，并且具有地域性和季节性特点。如其云："或发于城市，或发于村落，他处安然无有。""其年疫气盛行，所患皆重，最能传染……其气疫气衰少，间里所患者不过几人，且不能传染。""在岁有多寡，在方隅有厚薄，在四时有盛衰。"

吴氏同时也认识到了"戾气"的特异性。如吴氏谓："杂气为病，一气自成一病，每病各又因人而变。"不同的戾气，侵犯的脏腑、经络也有所不同。如吴氏谓："大约病偏于一方，延门阖户，众人相同，皆时行之气，即杂气为病也。为病种种，是知气之不一也。盖当时适有某气专入某脏腑、某经络，专发为某病，故众人之病相同，是知气之不一，非关脏腑经络或为之证也。"

此外，吴氏还指出，人类感染的疫病与动物所生的疫病并非同一种庆气所引起，如吴氏谓："至于无形之气，偏中于动物者，如牛温、羊温、鸡温、鸭温，岂但人疫而已哉？然牛病而羊不病，鸡病而鸭不病，人病而禽兽不病，究其所伤不同，因其气各异也。"

第四节　疫病的诊法

在诊法方面，温病医家十分重视四诊。如杨栗山尤为重视脉诊，其谓："伤寒温病不识脉，如无目瞑行，动辄颠陨。夫脉者，气血之神也，邪正之鉴也，呼吸微茫间，死生关头，若能验证分明，指下了然，岂有差错耶。"杨氏还详细探讨了脉之长、短、沉、浮对治疗的指导意义，认为可由脉象来判断病情之轻重及预后。同时，杨氏还认为脉、证应相参，他指出"务要脉证两得"，临证应根据实际情况，"或该从证，或该从脉"（《伤寒瘟疫条辨》）。

叶天士则重视辨舌，辨斑疹、白㾦，验齿。如在辨舌方面，叶氏根据舌象，察气血津液之盛衰，以决定相对应的治法，如《外感温热篇》第19条曰："若白干薄者，肺津伤也，加麦冬、花露、芦根汁等轻清之品，为上者上之也。"《外感温热篇》第24条云："若舌黑而滑者，水来克火，为阴证，当温之……舌黑而干者，津枯火炽，急急泻南补北。"在辨斑疹、白㾦方面，叶氏从形状上区分了

"斑"与"疹",并指出了不同斑色代表的临床意义,如叶氏谓:"凡斑疹初见,须用纸捻照看胸背、两肋,点大而在皮肤之上者为斑;或云头隐隐,或琐碎小粒者为疹,又,宜见而不宜见多。按:方书谓:斑色红者属胃热,紫者热极,黑者胃烂。然亦必看外证所合,方可断之。"而从白痦之形状、颜色可察气血津液之多少,决定病势、病机及治法,如叶氏谓:"再有一种白痦,小粒如水晶色者,此湿热伤肺,邪虽出而气液枯也,必得甘药补之。或未至久延,伤及气液,乃湿郁卫分,汗出不彻之故,当理气分之邪。或白如枯骨者多凶,为气液竭也。"在验齿方面,叶氏揭示了胃津与肾液之损耗与齿龈之间的关系,如叶氏谓:"温热之病,看舌之后亦须验齿。齿为肾之余,龈为胃之络。热邪不燥胃津必耗肾液。"

戴天章在《广瘟疫论》开篇即详列《辨气》《辨色》《辨舌》《辨神》《辨脉》各篇,皆以温病与伤寒进行对比,如戴氏谓:"风寒在表,舌多无苔。即有白苔,亦薄而滑。渐传入里,方由白而黄,由黄而燥,由燥而黑。"其又云:"瘟疫一见头痛、发热,舌上即有白苔,且厚而不滑,或色兼淡黄,或粗如积粉。若传经入胃,则兼二三色,又有白苔即燥与至黑不燥者。大抵疫邪入胃,舌苔颇类风寒,以兼湿之故而不作燥耳。惟在表时,舌苔白厚,异于伤寒,能辨。于在表时不用辛温发散,入里时而用清凉攻下,斯得矣。"

在辨斑疹方面，余师愚亦非常重视。余氏主要从斑疹的形状和色泽来辨识。如斑疹之形状，有"松浮""紧束有根"之分，如松浮为："松而且浮，洒于皮面，或红，或紫，或赤，或黑，此毒之外现者。"如治疗得当，即使有恶证，病情也会逐渐向愈。而紧束有根，则为："如从肉里钻出，其色青紫，宛如浮萍之背，多见于胸背，此胃热将烂之色。"若治疗不及时，即不可救。在辨斑疹颜色方面，余氏将斑疹颜色分为"红活""淡红""深红""艳红""紫赤""红白砂"六种颜色，分别对应不同的病因病机。

第五节　疫病的传变

　　吴又可认为瘟疫病的传变形式和证候变化众多，如其谓："夫疫之传有九，然亦不出乎表里之间而已矣。""邪气一离膜原，察其传变，众人不同者，以其表里各异耳。有但表而不里者，有但里而不表者，有表而再表者，有里而再里者，有表里分传者，有表里分传而再分传者，有表胜于里者，有里胜于表者，有先表而后里者，有先里而后表者。"这些充分说明，瘟疫是涵盖了多种传染病，而不仅仅是一种疾病。且其传变与个人体质关系密切，如吴氏在《温疫论》中谓："所谓九传者，病人各得其一，非谓一病而有九传也""传变不常，皆因人而使。"

杨栗山则继承了吴又可的杂气论思想，认为疫病是杂气由口鼻而入三焦。杂气致病，自里达外，"由血分而发出气分"，先伏而后行，郁久而发。疫病"自里达表，或饥饱劳碌，或忧思之郁，触动其邪，故暴发竞起，而合病并病为极多"（《伤寒瘟疫条辨》）。

吴鞠通倡导三焦辨证，如《温病条辨·上焦篇》云："凡温病者，始于上焦，在手太阴。"《温病条辨·中焦篇》云："温病由口鼻而入，鼻气通于肺，口气通于胃，肺病逆传则为心包，上焦病不治，则传中焦，胃与脾也；中焦病不治，即传下焦，肝与肾也；始上焦，终下焦。"即病邪由口鼻而入，发病部位始于肺卫，上焦肺卫如发生逆传则至心包，顺传则至中焦脾胃，最后传至下焦肝肾。

第六节 疫病的辨证

叶天士首创卫气营血辨证，其将温病的发展传变过程分为卫、气、营、血四个阶段，用来阐明温热病邪，由浅入深、病情轻重及其传变规律的辨证理论。如叶氏《温热论》第8条云："大凡看法，卫之后方言气，营之后方言血。"四个阶段各有其临床症候群、病因、病机，如卫分证，属外感病范畴，为温邪初犯体表，出现一系列关于卫气功能障碍的症状，如发热，少汗或无汗，微恶风寒，或咳嗽，或口微渴，舌边尖红，脉浮而数等，而气分、营分、血分则属于外感里证范畴。气分证的致病之邪有温热与湿热之分，为外感温邪入里，致气机功能异常的一类证候。其临床表现较为复杂，如温邪所致，常表现为壮热，不恶寒但恶热，汗多，口渴喜冷饮，小便黄赤，舌质红，苔黄，脉数而有力；如为湿邪所致，气机郁阻，则表现为发热，汗出，胸闷，脘腹痞满，舌苔腻。营分证为温邪进一步深入营分，热伤营阴，热扰心神的一类证候。其临床表现：发热夜甚，口不渴或口不甚渴，心烦不寐，甚或神昏、谵语，斑疹隐隐，舌红绛，少苔或无苔，脉细数。血分证为温邪进一步深入血分，热盛动血、耗血，伤阴，动风为主的一类证候，临床表现：发热夜甚，肌肤灼热，烦躁不寐，甚则狂躁，神昏谵语，斑疹密布，色紫或黑，吐血，衄血，尿血，便血，舌深绛或紫暗，脉细数。但温病传变受季节、体质等因素的影响较大，故温病传变规律并非一成不变，还需结合临床实际，灵活运用。

薛生白的《湿热条辨》从中焦脾胃辨治湿温，谓"中气实则病在阳明，中气虚则病在太阴"。阳气旺盛则随火化，归于阳明胃；阳气虚则随湿化，归于太阴脾。由此可辨虚实与病位。典型的临床症状如湿热证的提纲"始恶寒，后但热不寒，汗出胸痞，舌白，口渴不引饮"。发病起始，湿邪阻遏卫阳，则恶寒，湿邪郁久化热，则"但热不寒"，阳明热盛，迫汗外出，湿邪蒙蔽清阳，则胸痞。此外，脾主肌肉，湿邪困于脾胃，必见"四肢倦怠，肌肉烦痛"之证。以上为湿热病的常见表现，即湿温正局。而对于湿温变局，薛生白在注中指出："病在二经（指阳明、太阴二经）之表者，多兼少阳三焦，病在二经之里者，每兼厥阴风木，以少阳厥阴同司相火，阳明太阴湿热内郁，郁甚则少火皆成壮火，而表里上下充斥肆逆，故是证最易耳聋、干呕、发痉、发厥。"而外感温邪，最易与湿相和发病，湿与热是否合而为病，决定着病势走向，如薛生白谓"湿热两分，其病轻而缓；湿热两合，其病重而速"，而湿热之邪最为难治，故治疗湿热病邪，辨湿与热孰轻孰重，尤为重要，如薛氏谓"湿热一合，则身中少火悉化为壮火"，三焦相火被壮火激起之后，"上下充斥，内外煎熬，最为酷烈"，最终引起变证，甚至危证。如其云："湿多热少，则蒙上流下。""有湿无热，止能蒙蔽清阳，或阻于上，或阻于中，或阻于下。""湿热俱多，则下闭上壅，而三焦俱困。""阳明太阴湿热内郁，郁甚则少火皆成壮火，而表里上下，充斥肆逆。"

戴天章则注重瘟疫兼夹证的辨治规律，如戴氏所著《广瘟疫论》曰："至若辨气、辨色、辨舌、辨神俱已清楚，而投之以治疫之药，复有不效者，则以时疫有独发，有兼夹他证之故，是以辨时疫异于他证矣。至夹他证者，则此人时疫与彼人时疫又有不同，尤当细辨。"对于兼夹证，戴氏的阐述较为精当，如其云："凡言兼者，疫邪兼他邪，二邪自外入者也。凡言夹者，疫邪夹内病，内外夹发者也。"

而吴鞠通《温病条辨》所倡导的三焦辨证与卫气营血辨证不同，其关注温邪传变的深入程度，将温邪在上、中、下三焦的变化规律进行辨析，并包含了温邪致病的原因、病机、传变规律及相应的证候。举例而言，当温邪侵袭上焦时，常见于手太阴肺与手厥阴心包，其常见的证型有邪犯肺胃证、肺热壅盛证、热陷心包证、湿蒙心包证。若温邪传入中焦，则主要表现为阳明热炽证、阳明热结证、湿热中阻证、湿热积滞搏结肠腑证、湿阻大肠证。若进一步深入至下焦的足少阴肾及足厥阴肝，则可见到肾精耗损证、虚风内动证等。需要注意的是，温邪传变并不一定按照上、中、下三焦的顺序进行，临床上应根据具体情况灵活运用。

第七节　疫病的治疗

叶天士的卫气营血辨证，四个阶段治则不同。如温邪在卫分可发汗，即以辛凉透表之法治之。对于表证无汗者可发其汗，使邪从外解。如表证有汗，可用葛根、淡豆豉、蝉蜕等疏散风热之品，宣通肺卫以解表退热。同时，为加强透邪外出之力，可加入辛温之品，如温病初起时，因表郁气闭而无汗，可选用荆芥、防风、白芷等，以疏散解表。

如温邪传入气分，才可清气。叶氏提示后世：清气之品，多为寒凉之品，用之过早，容易阻遏邪气外出，故不可过早使用或滥用之，只有在确定温邪传入气分后，方能使用。遏邪不能外解，尚有滋腻之品，如生地黄、麦冬等。此外，渗湿伤阴之品，如茯苓、泽泻也应忌用于清气。

营分证亦是如此，只有温邪传入营分，方可使用透热转气之法，"透热转气"中"透"字，意为在清营之品中，加入轻清之品，如连翘、竹叶、金银花等，以透邪外出。如若营分热盛，温邪已有传血分之势，此时透热转气之法已不适用，当撤去清气之品，在清营药中酌加凉血药，如犀角（现用水牛角代替）、生地黄等。

温热之邪入血，易耗血动血，临床治疗则应考虑耗血与动血两方面，即"直须凉血散血"。如对于耗血，当应用玄参、牡丹皮等，以清热解毒凉血，除其热源；热灼阴血，易致瘀，故当配合红花、三七等药物以活血化瘀。同时叶氏非常注重顾护津液，如《临证指南医案》中常有"劫烁津液""肾液涸"等论述；精、津、血同源，耗血的同时包含着津液的亏耗，故叶氏常根据临床酌用滋阴养血药物，如生地黄、熟地黄、白芍、阿胶等。后世雷丰顾护津液的思路与叶天士如出一辙，如《时病论》云："必须辨其孰为劳苦之辈，孰为冬不藏精之人，最为切要。试观病势由渐而加，其因于劳苦者可知，一病津液即伤，变证迭出，其因于冬不藏精者又可知。凡有一切温热，总宜刻刻顾其津液，在阴虚者，更兼滋补为要耳。"

刘松峰仿《伤寒论》，创立了温疫的六经治法。刘氏的《松峰说疫》在各经证治之前，首论运气，次述病机，后论辨治。如温疫病在太阳，则用元霜丹、浮萍黄芩汤、白虎加元麦汤、人参白虎加元麦汤，并提出解表邪用浮萍，止燥渴则用石膏、知母、玄参、麦冬。温疫病在阳明，腑热未作时，宜清热发表，载素雪丹方，解表用浮萍，清热生津用石膏、麦冬、玄参、牡丹皮、白芍等；而阳明腑证则用承气汤，依据病情轻重，加养阴凉血之芍药地黄汤。温疫病在少阳，则用小柴胡汤加味，刘氏认为其机制为营郁而发热，故还应在小柴胡的基础上酌加清营凉血药物，如牡丹皮、芍药。温疫病在太阴，病机为湿热化燥，治当清散皮毛，泻阳明之燥，而滋太阴之湿，以黄酥丹为主方，亦用浮萍解表，生地黄、牡丹皮清热凉血，芍药、甘草酸甘化阴以润燥。温疫病在少阴，则化寒为热，治亦当清散皮毛，泻少阴君火之亢，而滋肾水之枯，方用紫玉丹，仍以浮萍解表，生地黄、知母、玄参等养阴清热。温疫病在厥阴，则风烈火炎，煎迫营血，治以清散皮毛，泻相火之炎，而滋风木之燥，以苍霖丹为主方，浮萍清散，生地黄、芍药、当归、牡丹皮泄热凉血滋阴。刘氏认为"能发瘟疫之汗者，莫过于浮萍"，故提出以"浮萍代麻黄"的思想，据统计，书中记载用浮萍解表的方剂就有八首。同时，刘氏还首创疫病统治八法，即解毒、针刮、涌吐、罨熨、助汗、除秽、宜忌、符咒。虽然其中含有画符、避疫等迷信内容，但亦有合理之处，如解毒、针刮、涌吐等方法。刘氏认为人患疫病之因"是皆有毒气以行乎间"，因此将解毒作为疫病第一治法。刘氏自创两首解毒方剂，一为金豆解毒煎，由金银花、绿豆皮、生甘草、陈皮、蝉蜕、井花水等组成；另一个为绿糖饮，由绿豆、白糖组成。两方特色在于，未使用黄芩、黄连、栀子、黄柏等苦寒清热药物，而是选择了一些甘寒之品，既可清热解毒，又有保津止烦的作用。绿豆、井花水、白糖都为易得之品，非常适合民间治疗疫病。刘氏用针刮治法治疗多种杂疫，其方法来源于《痧胀玉衡》。涌吐、助汗、除秽等法中包含了大量物理疗法，别有特色。此外，对于温疫之用药，刘氏认为大寒之剂应慎用，但其并不排斥大黄、石膏、芒硝等药。

余师愚在治疗上重用清热解毒之法，且用药量大，认为用药含混或病重药轻，都无以解燃眉之急，甚至贻误人命，提出了"用药必须过峻数倍于前人"的主张。他创立的清瘟败毒饮有大、中、小之分，其中石膏用量颇大，大的用到六两至八两，小的也用到八钱至一两二钱。清热之余，余氏还注重养阴之法，除黄连、黄芩、栀子、知母等苦寒清热之品外，他也不忘使用甘寒药物以保津。在温疫斑疹的治疗中，余氏在使用清热之品时常配伍活血化瘀药，余氏《疫疹一得》十一例验案中，凡出现斑疹，多加凉血、活血药，如生地黄、紫草等。

　　杨栗山认为温疫的病因为伏邪，如杨氏《伤寒瘟疫条辨》谓："凡邪所客，有行邪，有伏邪……行邪如冬月正伤寒……先伏而后行者，温病也。"故其治法于清、泻，即攻邪、解毒，如杨氏谓"温病得天地之杂气"，故"治法急以逐秽为第一义"。在三焦则为："上焦如雾，升而逐之，兼以解毒；中焦如沤，疏而逐之，兼以解毒；下焦如渎，决而逐之，兼以解毒。恶秽即通，乘势追拔，勿使潜滋。所以温病非泻则清，非清则泻，原无多方，时其轻重缓急而救之。"故杨氏取其升清降浊之意，创立了以升降散为代表的治疗温病十五方。杨氏认为僵蚕："味辛苦气薄，喜燥恶湿，得天地清化之气，轻浮而升阳中之阳，故能胜风除湿，清热解郁……能辟一切怫郁之邪气。"蝉蜕："气寒无毒，味咸且甘，为清虚之品。""能祛风而胜湿……能涤热而解毒。"姜黄"气味辛苦，大寒无毒"，能"祛邪伐恶，行气散郁"。大黄"味苦，大寒无毒，上下通行"，荡涤肠胃，攻积导滞，泄热解毒。米酒"味辛苦而甘，令饮冷酒，欲其行迟，传化以渐，上行头面，下达足膝，外周毛孔，内通脏腑经络，驱逐邪气，无处不到"，且有和血养气、伐邪辟恶之效。蜂蜜甘平无毒，其性大凉，能"清热润燥，而自散温毒也"。诸药合用，辛味宣透疏散，寒凉清泄郁热，升降并施，如杨氏谓："取僵蚕、蝉蜕升阳中之清阳；姜黄、大黄降阴中之浊阴，一升一降，内外通和，而杂气流毒顿消矣。"

戴天章确立了温病的五大治法，即《广瘟疫论》所论述汗、清、下、和、补五法。关于汗法，戴氏认为"伤寒发汗不厌早"，必兼辛温、辛热以宣阳，而治表不犯里。而温疫"发汗不厌迟"，必辛凉、辛寒以救阴，亦升表通里。有不求汗而自汗解者，主张"通其郁闭，和其阴阳"。关于下法，其提出"时疫下法应早用"，无论表邪是否已解，但见兼里证即可下。而伤寒却"下不厌迟"，必待表证全解，燥结在中、下二焦，方可施以下法。戴氏将下法细分为六种，并视其轻、重、缓、急随证施用。戴氏认为在汗、下后，余热不去或本有热结或气结，则此时唯以寒凉直折方可清其热。而清热之要，仍要视热邪之轻重、病位深浅，酌加汗、下及适当药物。戴氏将两种相互对立的治法同用，称其为"和"法，如寒热并用、表里双解、平其亢厉等，虽名为和，但实际也含有汗、下、清、补之意。补法包括补阴以济阳，补阳养正以祛邪。疫邪多热证，易伤阴液，而数经汗、下、清、和法，热退而倦瘠利不止者，当补阳养正以祛邪。

吴又可创立开达膜原之法，吴氏《温疫论》认为，温疫初起，病邪"内不在脏腑，外不在经络"，而是"舍于伏脊之内，去表不远，附近于胃，乃表里之分界，是为半表半里"。其主要临床表现：先憎寒发热，嗣后但热不寒，昼夜发热，日晡尤甚，头痛身痛，脉浮等。其症虽类似于一般外感，但温疫发病急骤，寒热俱重，脉不浮，苔白如积粉，且病情变化无常，故不能以伤寒发汗之法治之。如吴氏谓"时疫初起，以疏利为主"。因"温疫之邪，伏于膜原，如鸟栖巢，如兽藏穴，营卫所不关，药石所不及"，故吴氏创"达原饮"，以疏利之法给邪以出路，或出于表，或入于里，之后随证或汗或下。

吴又可根据温疫的传变特点，提出用汗、吐、下三法治疗温疫。如吴氏认为："诸窍乃人身之户牖也。邪自窍而入，未有不由窍而出……汗、吐、下三法，总是导引其邪从门户而出，可为治之大纲。"在诸多祛邪治法中，吴又可尤为重视下法，吴氏认为下法为逐邪拔根治本之法，如疫邪溃出膜原，内传入胃，此时，吴氏提出以宣通为本，以下为治，认为只有破其瘀滞，决其壅闭，使其气机通畅，才能导邪外出。关于攻下逐邪，吴氏并不拘于结粪，如其谓"邪为本，热为标，结粪又其标也"，而疫邪在表之时，则用汗法。吴氏在祛邪的同时，兼顾扶正和顾护津液，除汗、吐、下等祛邪法外，尚有攻补兼施与瘥后养阴之法。

薛生白的《湿热条辨》从三焦论治湿热，如在上焦者，宜用辛开之药，宣通肺气，如藿香叶、鲜荷叶、枇杷叶、薄荷叶、芦根、炒冬瓜仁，以宣上焦胸膈之气；淡豆豉、生栀子、枳壳、桔梗可开心胸之表，透邪外出。在中焦者，常见发热、汗出、口渴、胸痞，宜藿香梗、佩兰叶、杏仁、枳壳、白豆蔻仁、桔梗、郁金、苍术、厚朴、草果、半夏、干菖蒲、六一散，以开达泄中焦之湿郁，即"病在中焦气分，故多开中焦气分之药"。病在下焦者，多见口渴、自利、尿赤，宜用滑石、茯苓、泽泻、猪苓、萆薢、通草等分利之品，务使湿从小便而出，即"治湿之法，不利小便，非其治也"（《素问病机气宜保命集·病机论》）。

第八节 疫病的预防调护

未病先防，防治并重，愈后防复，是中医学预防调护的基本原则。叶天士著作中有诸如"体虚，温邪内伏""劳倦，更感温邪"等理论，指出人体正气强弱与温邪致病紧密相关。叶氏亦注重温病的预防，如体虚之人，夏暑之季，可用"生脉四君子汤一剂，恪守日服，可杜夏季客暑之侵"。而在疫病的治疗过程中，叶氏亦重视饮食调护，如"风温过肺"，宜"蔬食安闲"，再"当薄味调养旬日"，此为以饮食养护居先。对于肾阴不足的患者，叶氏认为其易被阳明热邪乘虚，而深入下焦，故提出"务在先安未受邪之地"的防治原则，即如见舌质干绛或枯萎，即使无明显的肾阴被伤之证，也应先投以咸寒滋阴之品，以防热邪耗伤阴液，即肾阴充盛则邪热不易乘虚下陷，以达到未病先防的目的。此外，叶氏认为温病中出现战汗是正气祛邪外出的征兆，虽"肤冷一昼夜"，也应待阳气恢复，肌肤即可温暖如常，"此时宜令病者，安舒静卧，以养阳气来复"，切不可见其倦卧不语，误认为"脱证"，以致惊慌，"频频呼唤，扰其元神"，不利于机体的康复。

刘松峰重视疫病的预防，在《松峰说疫》中总结归纳了中国历代预防瘟疫方，汇总为"避瘟方"。"避瘟方"共载65方，其用法有12种之多，如内服、熏烧、佩带、取嚏、纳鼻中、嗅鼻、置于水缸及井中、悬挂于庭帐、沐浴、探吐、煮烧患者衣物、闭气进入患者家中。该书还将北方俗语所涉及诸疫病名称及症状一一列举、分析，取民间易得且常见药物，用来治疗疫病。该书还提到了许多具体的防疫措施，如其云："将初病人贴身衣服，甑上蒸过，合家不染。""入病家不染：用舌顶上颚，努力闭气一口，使气充满毛窍，则不染。"

第四章
疫病发作期诊治

新冠病毒感染被归属为中医寒湿疫。本章主要针对寒湿疫发作期患者的常见症状和主诉进行讨论。在寒湿疫的前提下，本章按照发热、咳嗽、喉痹、身痛、眩晕、自汗、鼻渊分节撰写。

对于寒湿疫发作期的患者来说，最常见的症状是发热、咳嗽、咽痛和身痛。针对当时患者数量激增，且许多药物供应不足的情况，张佩江教授提倡中医发挥简、便、廉、验的优势治疗疫病。例如，《伤寒论》中的葛根汤，该方可以缓解患者的症状，缩短其恢复时间，治愈人数较多。具体方药及用法如下：麻黄10g，桂枝15g，生白芍15g，葛根20g，淡豆豉12g，炙甘草10g，葱白20cm（切段），生姜3片，大枣5枚。水煎服，每日1剂，顿服，在服药后饮热稀粥以助发汗。需要注意的是，张佩江教授常告诫患者，如服药发汗热退，则需停服，防止过度出汗而伤阳。上述方法也是张佩江教授治疗疫病"发作期用伤寒"的典型体现。

针对汗出热退的患者，张佩江教授注重保护津液。例如，在咳嗽的部分章节中，经常使用叶氏桑叶玉竹方来治疗。对于热盛化燥、邪郁少阳或疫毒炽盛的患者，张佩江教授或使用余氏清心凉膈散以清泄燥热，或使用大柴胡汤清泄实热，或使用清瘟败毒饮以清热解毒，避免热邪伤阴。

鉴于时间紧迫，疫病患者主要集中在2022年12月中下旬。其中一部分患者为无症状感染者，另一部分则表现出发热、咳嗽等症状。经过中医药治疗，大多数患者快则一剂，慢则两剂或三剂而愈。

第一节　发热

一、《外台》葛根汤

病案1：原某，女，6岁。2022年12月17日初诊。

主诉：（代诉）发热两天。

现病史：患儿两天前出现发热，体温最高39.1℃，口服复方锌布颗粒、清热解毒口服液、板蓝根冲剂，效果不佳。

现症：发热，伴乏力，头痛，恶心，腹痛，纳眠差，二便正常。舌象：舌质红，苔白稍腻。

中医诊断：发热。

辨证：外感寒湿，内有郁热。

方剂：《外台》葛根汤合麻杏石甘汤、桂枝汤加减。

处方：淡豆豉30g，葛根12g，麻黄3g，桂枝12g，生白芍12g，炒苦杏仁6g，生石膏15g（先煎），薄荷1g（后下），升麻6g，钩藤10g（后下），生甘草10g，大葱15cm（切段），大枣5枚，生姜3片。两剂，水煎服，日1剂，频服。嘱服药后得汗停服。服上方1剂后汗出，精神向好。嘱患者去麻黄，续服，两剂都进，患者未再发热，纳眠可。

病案2：蔡某，女，39岁。2022年12月25日初诊。

主诉：发热1天。

现病史：患者1天前感染疫病后出现发热，体温最高38℃，恶寒，头痛，呕吐，纳差。

现症：发热，恶寒，头痛，呕吐，纳差。舌象：舌质红，偏燥，中有裂纹。

中医诊断：发热。

辨证：太阳阳明合病。

方剂：《外台》葛根汤合麻杏石甘汤加减。

处方：淡豆豉30g，葛根30g，玉竹10g，天花粉20g，麻黄6g，桂枝12g，炒苦杏仁10g，生石膏30g（先煎），生甘草10g，大葱（15cm）切段，大枣5枚，生姜3片。两剂，水煎服，日1剂，早晚分温服。

12月26日二诊：患者服药1次后，述头痛明显缓解，未再呕吐，但时有心慌，口苦。嘱患者停服，上方去麻黄，重新煎药续服。

病案3：王某，女，23岁。2022年12月17日初诊。

主诉：发热1天。

现病史：患者述两天前出现咽痛，口服三九感冒灵颗粒、对乙酰氨基酚片，昨日下午出现发热，体温最高38.5℃。

现症：发热，时测体温38℃，全身酸痛，恶寒，左耳下刺痛，无咽痛。舌象：舌质红，苔白厚，根腐。

中医诊断：发热。

辨证：外感寒湿，湿阻中焦。

方剂：《外台》葛根汤合麻杏苡甘汤加减。

处方：淡豆豉30g，葛根20g，炒薏苡仁40g，滑石粉20g（包煎），生甘草15g，炒苦杏仁10g，葱白20cm（切段），生姜3片，大枣5枚。两剂，日1剂，水煎服。两剂都进，体温降至正常。

按语：以上案例均为《外台》葛根汤加减，为张佩江教授治疗疫病初起之常用方。《外台》葛根汤源于《肘后备急方》葱豉汤，为发汗之通剂，如该书谓："伤寒有数种，人不能别，令一药尽治之者。若初觉头痛、肉热、脉洪，起一二日，便作葱豉汤。"该方最早见于《外台秘要》引《崔氏方》，为葱豉汤加葛根而成，该方为"伤寒服葱豉汤不得汗"而设。方中葱白味辛，性温，发汗解表，为君药；臣以淡豆豉、葛根，淡豆豉宣发郁热，合葱白以透邪外出；然葱白发汗之力有限，热邪不能尽出，加葛根解肌退热，助葱白以解表。临证加减：如不汗，可加升麻；更不汗，可加麻黄。清代俞根初亦用此方加减治疗伤寒感复之证，如"寒重骨疼者，加羌活、苏叶；偏于热重者，加花粉、知母；咳嗽者，加光杏仁、前胡、桔梗"（《增订通俗伤寒论》），即随症加减。临证当嘱患者"一服辄汗，略不再服"（《外台秘要方》），张佩江教授运用此方加减，治疗疫病发作期发热、咽痛、身痛及结节性红斑患者，确如书中言"救数十人甚效"。病案1由《外台》葛根汤合麻杏石甘汤、桂枝汤化裁，以解表祛邪，宣发郁热。患儿高热不退，加麻杏石甘汤辛凉疏表。患儿乏力，加桂枝、生白芍，为桂枝汤，以调和营卫，防止汗出伤表。小儿脏腑娇嫩，感受外邪后易于传变，薄荷为轻清之品，配合升麻、钩藤，可透在表之风热。病案2患者感染寒湿疫后，寒湿之邪迅速化热入里，因此治疗既要发散表邪，又要清入里之热邪，防止传变为阳明实证。合麻杏石甘汤加减，以解表清里。患者呕吐，纳差，去葛根汤中白芍之收敛，防止胸满；加天花粉清热泻火，玉竹养阴润燥而不滋腻，两药配合一清一润，发汗而不伤津。病案3方中炒薏苡仁甘淡，补中渗利，降多升少，健脾渗湿，利水消肿，排脓消痈。陈士铎《本草新编》中谓："薏苡仁妙在利水，而又不耗真气，故可重用之。"患者舌苔根腐，伴全身酸痛，为湿邪为患，叶天士谓"滑石入膀胱利小便，则湿去脾健"（《本草经解》）；炒苦杏仁苦辛而温，辛开苦降，可散邪降气；炒苦杏仁、炒薏苡仁二药相合，共奏理气化湿之功。疫病感染引起发热的实质是疫毒入侵，体内正气与邪气抗争所致。因此，解表与透邪外出是治疗疫病的两个重要原则，如张佩江教授在解表药中加入葱白为引，常加玉竹养阴以透邪。其中，麻杏石甘汤现代常用于感冒、上呼吸道感染、支气管炎、肺炎辨证属于外寒里热型、病毒性感染等病症的治疗。

二、余氏清心凉膈散

病案：张某，女，62岁。2022年12月18日初诊。

主诉：间断发热两天。

现病史：患者述两天前出现发热，体温最高39.6℃，口服布洛芬缓释胶囊、对乙酰氨基酚片，效差。

现症：发热，时测体温38.7℃，无恶寒，无汗，二便调。舌象：舌绛红，苔黄偏燥。

中医诊断：发热。

辨证：阳明热盛。

方剂：余氏清心凉膈散加减。

处方：连翘15g（后下），黄芩12g，炒栀子12g，薄荷6g（后下），淡竹叶12g，淡豆豉30g，生石膏20g（先煎），大葱15cm（切段），大枣5枚，生姜3片。两剂，水煎服，日1剂，顿服。另嘱白萝卜打碎，拌适量蜂蜜食用。1剂喜告热退。

按语：患者无恶寒，以发热为主，结合舌象"舌绛红，苔黄偏燥"，表明寒湿疫邪侵入人体，入里化热，湿热壅滞中焦，燔灼津液。张佩江教授"以不恶寒"为关键点判为温病，遂果断使用余氏清心凉膈散，该方为《局方》凉膈散去芒硝、大黄，加桔梗，即桔梗汤，再加生石膏而成，又称"清心凉膈散"。其适应证：身热不已，烦躁不安，胸膈灼热如焚，唇焦咽燥、口渴，或便秘，舌红，苔黄，或黄白欠润，脉滑数。病机：气分里热亢盛，灼伤津液，或致虚烦，或致腑气不降。此案用之以泻中焦之邪热；配凉白萝卜泥下气，蜂蜜润燥，防燥屎内结。叶天士概括其证治："若烦渴烦热，舌心干，四边色红，中心或黄或白者。此非血分也，乃上焦气热灼津，急用凉膈散，散其无形之热。"余师愚在《疫疹一得》中评价该方："奈何以疫气从口鼻而入，不传于胃，而传于膜原，此论似有语病。至用达原饮、三消、诸承气，犹有附会表里之意。唯熊恁昭《热疫志验》首用败毒散去其爪牙，继用桔梗汤，同为舟楫之剂，治胸膈手六经邪热。""此药浮载，亦至高之剂。施于无形之中，随高下而退胸膈及六经之热，确系妙方。"另有"上升下行"四字直言凉膈散配伍关键："使上升下行，而膈自清矣。"该方为《疫疹一得》仅用的两方之一，具有十分重要的临床意义。

三、侯氏感热方

病案：陈某，男，7岁。2022年12月24日初诊。

主诉：（代诉）发热伴呕吐1天。

现病史：患儿1天前感染疫病后出现发热，体温最高39℃，呕吐，纳差，不思饮食。

现症：发热，呕吐，纳差，不思饮食。舌象：舌质淡，苔白厚腻，根腐。

中医诊断：发热。

辨证：风寒袭表，湿食伤脾。

方剂：侯氏感热方。

处方：藿香9g，炒苍术9g，黄芩9g，生薏苡仁10g，桔梗6g，葛根10g，炒槟榔12g，青蒿12g，炒苦杏仁9g，羌活6g，柴胡12g，生甘草10g，葱白15cm（切段），大枣5枚，生姜3片。1剂，水煎服，不拘时，少量频服。

按语：该方为河南省中医院儿科主任侯江红教授在藿香正气散、达原饮的基础上，加以化裁所得，功善清热解毒，开达膜原，辟秽化浊。张佩江教授临证用此方，治疗疫病发热、小儿发热夹食积等甚效。该方常用于治疗感冒发热、手足口病、疱疹性咽峡炎、流行性感冒或重症感冒早期阻断、急性喉炎及多种传染病初期等。方中加入柴胡、葛根为解肌退热之对药，而柴胡又与黄芩、青蒿则为外感高热之对药，如周平安教授认为，柴胡可调畅气机、开发阳气、解表泄热，黄芩苦寒，清郁热，柴胡、黄芩配伍，清泄少阳，调畅少阳枢机，使热邪外达；而青蒿味苦辛，性寒，入血分，既善清热，又有透达外散之性，使阴分之热外有出路，透表而不伤阴，还可芳香化湿；柴胡、黄芩、青蒿三药合用，亦清亦透，透外邪，清郁热，畅气机，通津液；葱白发汗解表，共为君药。炒槟榔破气滞，消痰癖，《全国名医验案类编》称槟榔"治瘟疫生用，大得效力"；藿香、炒苍术芳香化浊；生薏苡仁健脾利水渗湿，共为臣药。桔梗主升，功善宣肺利水，升清降浊；炒苦杏仁主降，长于宣肺，润燥下气，二药相伍，一升一降，升降调和，清上安下；羌活解表散寒，祛风胜湿，止痛，解在表之身痛，生姜、大枣益气化津，温补脾胃，防热伤津液，寒凉之药伤及脾阳，共为佐药。配生甘草为使，清热解毒，调和诸药。寒热并用，解表清里，可迅速清退热邪，开达膜原，透邪外出。临床运用时，当随症加减。如兼大便秘结者，可加生大黄、炒枳实以行气消积、通腑泄热；高热者，可加葛根以解肌退热；食欲不振者，加炒神曲、炒麦芽、炒薏苡仁以健脾消食；若咳嗽有痰，则加半夏、射干清热化痰利咽；若咽红、唇赤，可用连翘、蝉蜕、赤芍以清热解毒凉血。

四、大柴胡汤

病案：徐某，女，42岁。2022年12月21日初诊。

主诉：发热半天。

现病史：患者昨夜无明显诱因出现发热，体温最高38.5℃，乏力，头晕，鼻塞，咽干。嘴角最近易发生溃疡

（疱疹），月经30余天未行。既往有复发性口腔溃疡病史，发作1~2次/年，慢性咽炎病史，面部痤疮，其直系亲属中无湿热体质。2022年4月26日体检示：①双乳囊性结节（BI-2类）；②宫颈囊肿；③黄体酮功能减退。

现症：发热，时测体温38℃，无恶寒，咽干、咽痛，二便调。舌象：舌质淡，舌尖红，苔燥。

中医诊断：发热。

辨证：邪郁少阳。

方剂：大柴胡汤加减。

处方：柴胡9g，酒黄芩10g，生白芍12g，炒枳实6g，党参15g，淡豆豉30g，玉竹10g，生甘草10g，大葱15cm（切段），生姜3片，大枣5枚。两剂，日1剂，水煎服。

12月23日二诊：患者服药后汗出热退，后复发热，体温38~38.5℃，咽痛，偶有咳嗽，咽喉异物感，鼻塞，偶流黄鼻涕，自汗夜甚。嘱续服1剂，体温恢复至正常，余症继续服药调理。

按语：患者外感疫病，结合"咽干、咽痛"及舌脉，辨为外有表邪，内有实热，从伤寒辨治，当属大柴胡汤证。大柴胡汤和解少阳，内泻实热。患者大便正常，邪热未与燥屎相结，故去泻下之大黄、燥湿之半夏，加玉竹养阴润燥，透邪外出；淡豆豉宣发郁热；生甘草清热解毒，调和诸药。患者服药后，仍发热，为余热未尽，嘱续服以清其余热。现代该方常用于急性胆囊炎、急性胰腺炎、胆石症、胃及十二指肠溃疡等疾病的治疗。

五、甘草泻心汤

病案：周某，女，36岁。2022年12月20日初诊。

主诉：咽痒伴左侧内耳道痒半天。

现病史：患者3天前感染疫病后出现发热，体温最高40.7℃，口服连花清瘟胶囊和布洛芬缓释胶囊后，体温降至正常。半天前无明显诱因出现咽痒伴左侧内耳道痒。患者自述正处经期第1日。

现症：咽痒，左侧内耳道痒，咳嗽，咳吐黄痰，无发热。舌象：舌质淡，舌中苔白厚腻。

中医诊断：发热。

辨证：脾虚湿热。

方剂：甘草泻心汤加减。

处方：清半夏20g，黄芩10g，黄连3g，干姜12g，党参15g，山豆根5g，鱼腥草30g，生甘草20g，荆芥10g，防风10g。两剂，水煎服，早晚分温服。另嘱煎生姜水服用。

12月22日二诊：患者服药后咽痒、耳痒消失。头痛，鼻塞，流鼻涕。处方：桂枝15g，生白芍12g，玉竹10g，北沙参20g，生白术15g，炙甘草12g，生姜3片，大枣5枚。5剂，水煎服，早晚分温服。

按语：在临证中，张佩江教授擅长异病同治。感染疫病后，一部分患者会有脾虚湿阻的表现，多与狐惑病病机相同，故用甘草泻心汤加减治疗此类患者有奇效。如《金匮要略·百合狐惑阴阳毒病脉证治》云："狐惑之为病，状如伤寒……甘草泻心汤主之。"狐惑病"状如伤寒"的主要症状，表现为"或已发热，或未发热，必恶寒，体痛，呕逆，脉阴阳俱紧"。本次疫病体现了"狐惑阴阳毒"的症状，"甘草泻心汤"是其正治法。通过该方加减应用，不但可以起到预防疫病感染，还可应用于治疗疫病的感染期。患者外感后出现咽痒、耳痒，风胜则痒，加荆芥、防风以解表祛风；山豆根味苦，性寒，清热解毒，消肿利咽，张佩江教授常用来治疗以咽喉红肿、咽痒、咽干、咽痛为临床表现的患者，但此药有毒，临床常用剂量为 3~6g；鱼腥草为治肺痈要药，重用以清肺化痰排脓。二诊患者主要症状消失，辨为营卫不和，予桂枝汤调和营卫，合生白术有玉屏风散之意，去性温之黄芪、防风，以防伤阴，加玉竹、北沙参养阴，生白术、玉竹、北沙参合用，是张佩江教授为疫病后期专设的养阴固表之剂。

第二节　咳嗽

一、桂枝汤

病案：焦某，女，25岁。2022年12月22日初诊。

主诉：咳嗽3天。

现病史：患者于12月9日感染疫病后出现发热，居家服用退热药后汗出热退，随后仍反复发热，3天前出现咳嗽，咽痛。于当地诊所对症处理后症状未见明显改善，遂来求诊。既往有痛经史、子宫腺肌病病史（具体不详），自述10月25日打的第4针"亮丙瑞林"，目前处于月经未来状态，近期在某医院体检发现肺炎支原体阳性。

现症：咳嗽，间断发热，咽痛，鼻塞，自汗，活动后加重，纳眠一般，二便调。舌象：舌质红，苔薄白。

中医诊断：咳嗽。

辨证：营卫不和，中阳虚弱。

方剂：桂枝汤合桔梗汤加减。

处方：桂枝20g，生白芍15g，玉竹10g，炙枇杷叶12g，桔梗12g，生甘草24g。5剂，日1剂，水煎服，早晚分温服。

12月27日二诊：服上方后患者咳嗽大减，自汗减轻，鼻塞缓解，述时有胸闷，守上方加淡豆豉12g，炒栀子12g。两剂，日1剂，水煎服，早晚分温服。两剂都进，喜告病愈。

按语：患者"咳嗽""自汗，活动后加重"，病机当为营卫不和，中阳虚弱，方以桂枝汤温阳，生姜辛散，遂减去。桂枝汤外可调营卫，内可调气机。故不仅适用于营卫不和，还可温阳化饮，关于桂枝治疗咳嗽的其他案例，具体可见第五章"咳嗽"部分。患者兼有咽痛，桔梗汤清热解毒，消肿排脓，为咽痛常用方，药简而力专。加炙枇杷叶以清肺止咳，热病后期，加玉竹养阴兼透邪外出。二诊患者述时有胸闷，为余热所致，加栀子豉汤以宣发郁热。其中桂枝汤现代常用于感冒、流行性感冒、原因不明的低热、产后及病后低热、妊娠呕吐、多形红斑、冻疮、荨麻疹等病症的治疗。桔梗汤在现代可用于治疗肺脓疡（肺痈肺炎）、咽喉炎、扁桃体炎等病症的治疗。

二、麻杏苡甘汤

病案：郭某，女，10岁。2022年12月22日初诊。

主诉：（代诉）咳嗽3天。

现病史：患儿3天前感染疫病后出现发热，咳嗽，身痛，自行居家服用对乙酰氨基酚片后，汗出热退，咳嗽不减，为求进一步诊疗，遂来就诊。

现症：咳嗽，咳吐黄痰，甚则夜不能寐，纳可，眠差，二便调。舌象：舌淡红，苔薄白。

中医诊断：咳嗽。

辨证：风湿袭表，肺气失宣。

方剂：麻杏苡甘汤加减。

处方：炙麻黄3g，炒苦杏仁10g，炒薏苡仁30g，生甘草6g，桑叶20g，川贝母10g，地龙10g，僵蚕10g。3剂，日1剂，水煎服，早晚分温服。3日后回访，咳嗽已愈。

按语：此案为风湿在表化热，法宜解表祛湿，轻清宣化。麻杏苡甘汤出自《金匮要略·痉湿暍病脉证治》，其云："病者一身尽疼，发热，日晡所剧者，名风湿。此病伤于汗出当风，或久伤取冷所致也，可与麻黄杏仁薏苡甘草汤。"该方由麻黄、杏仁、炙薏苡仁、生甘草四味药物组成，主治风湿在表，一身尽疼，发热之风湿痹证。但张佩江教授临证时并不拘于此，只要病因病机对应，临床适当加减，亦可奏效。患儿发病于冬季，以发热、身痛起病，为外感寒湿之邪，咳嗽，咳吐黄痰，亦为湿邪作祟，湿邪不去，则易致咳嗽迁延难愈。麻杏苡甘汤发汗解表，祛风除湿。酌加川贝母清热化痰止咳，桑叶清肺润燥，加对药僵蚕、地龙，施今墨谓"僵蚕、地龙参合，有舒展神经之功"。张佩江教授认为，舒展神经与息风解痉功用相类似，故两药相合，可增强解痉平喘之力。需要说明的是，由于市场原因，张佩江教授平素多以浙贝母替代川贝母，考虑该疾病的特殊性，故用川贝母以取最佳效果。现代该方常用于感冒、流行性感冒、慢性支气管炎急性发作、支气管哮喘、肺气肿合并感染等属外寒内热证的治疗。

三、叶氏桑叶玉竹方

病案1：原某，男，28岁。2022年12月17日初诊。

主诉：咳嗽1天。

现病史：患者3天前疫病感染后出现发热，最高体温38.7℃，遂至社区诊所就诊，诊所给予退热药物，对症处理后热退，具体不详。1天前开始出现咳嗽，咽痛，流清涕，为求进一步诊疗，遂来求诊。

现症：咳嗽，咽痛，双下肢酸痛，流清涕，纳眠可，二便调。舌象：舌质红，苔薄黄。

中医诊断：咳嗽。

辨证：热盛伤阴。

方剂：叶氏桑叶玉竹方合桔梗甘草汤加减。

处方：桑叶20g，玉竹10g，连翘15g（后下），天花粉20g，桔梗12g，生甘草24g。1剂，日1剂，水煎服，早晚分温服。服药1剂后诸症皆减，现无特殊不适。

病案2：李某，男，33岁。2022年12月27日初诊。

主诉：咳嗽1天。

现病史：患者4天前感染疫病后出现发热，体温最高39℃，咽干，居家服用布洛芬缓释胶囊后，汗出热退。1天前开始咳嗽，自服止咳药后疗效不佳。

现症：咳嗽，呈阵发性，咳甚则干呕，咳吐少量黏痰，无咽痛，纳眠一般，二便调。舌象：舌质淡，苔黄稍腻。

中医诊断：咳嗽。

辨证：余邪未尽。

方剂：叶氏桑叶玉竹方加减。

处方：桑叶20g，玉竹10g，天花粉20g，川贝母10g，连翘15g（后下），生薏苡仁20g。6剂，日1剂，早晚分温服。服用1剂后咳嗽愈。

病案3：刘某，女，44岁。2022年12月18日初诊。

主诉：咳嗽伴胁痛10天。

现病史：患者10天前感染疫病后出现发热，体温最高39℃，自行居家行物理降温后，出现阵发性咳嗽。于当地诊所对症处理后症状未见明显改善，遂来求诊。

现症：咳嗽，呈阵发性，痰黄不易咳出，伴胁痛，纳眠一般，二便调。舌象：舌暗红，苔薄白稍干。

中医诊断：咳嗽。

辨证：温邪袭肺，肝络瘀阻。

方剂：叶氏桑叶玉竹方加减。

处方：南沙参20g，桑叶20g，天花粉20g，川贝母10g，玉竹10g，麦冬20g，夏枯草12g，炒桃仁10g。3剂，水煎服，日1剂，顿服。3日后回访，顿咳明显减轻。

病案4：徐某，男，13岁。2022年12月29日初诊。

主诉：（代诉）咳嗽3天。

现病史：患儿4天前感染疫病后出现发热，体温最高40℃，居家自行服用退热药后汗出热退。3天前开始出现咳嗽，咳黄痰，未予治疗，今为求进一步诊疗，遂来求诊。

现症：咳嗽，咳吐黄痰，流黄涕，纳眠可，二便调。舌象：舌质淡，苔薄黄润。

中医诊断：咳嗽。

辨证：余邪未尽。

方剂：叶氏桑叶玉竹方加减。

处方：桑叶20g，玉竹10g，连翘15g（后下），天花粉10g，川贝母10g，淡豆豉20g。6剂，日1剂，水煎服，早晚分温服。7日后回访，述服用第1剂后咳嗽即减，6剂后咳嗽已愈。

按语：以上患者咳嗽均为感染疫病后，汗出热退所得，故张佩江教授结合其临床症状，考虑均为余邪所扰，余邪宜养宜清，故选用叶氏桑叶玉竹方。叶氏桑叶玉竹方药物组成：桑叶、玉竹、沙参、薏苡仁、甘草、石膏、杏仁，该方出自《临证指南医案》，或称桑叶杏仁方（桑叶、杏仁、沙参、连翘、滑石、芦根），均治燥邪犯肺或火盛伤阴所致咳嗽及喘证。张佩江教授治津伤之肺燥，常以桑叶、北沙参、玉竹、连翘为主，方中桑叶清燥宣肺，透邪外出，为君药。北沙参养阴润肺，清肺止咳；玉竹养阴而不滋腻，以助桑叶透邪外出；连翘内清热解毒，外可疏散风热；北沙参、玉竹、连翘三药共为臣药。临证时可随症加减，如咽痛加桔梗、生甘草，即桔梗汤，以清热解毒排脓；如咳吐黄痰者，加鱼腥草或芦根、炒冬瓜仁，以清热化痰；如肺气不宣而咳喘者，加杏仁肃降肺气；如痰中带血丝者，加天花粉、浙贝母，以润肺止咳；热盛者加炒牛蒡子。此方在现代多应用于上呼吸道感染、百日咳、急性支气管炎、支气管哮喘等。病案1患者咽痛，加桔梗汤以清热解毒排脓。病案2结合患者舌象，属咳嗽偏湿，加生薏苡仁以健脾利水渗湿。病案3加麦冬养阴润肺；患者已咳有1周以上，久病入络，故酌加炒桃仁活血祛瘀通络；加叶氏治疗顿咳之夏枯草增强止咳功效。病案4加淡豆豉以宣发郁热。四篇医案均加天花粉，或清热，或生津，或润燥，清气分之热，透邪外出；其中除病案1未用川贝母外，其他三篇医案均用川贝母、天花粉，以清热生津排脓，可使肺中痛脓未成而即消；仅病案3患者痰黄难咳，遂将北沙参易南沙参，以养阴清肺。余患者均为新起之咳，不宜多用苦寒之药，北沙参味甘、微苦，微寒，宜减之。现代该方除用于治疗咳嗽外，还可用于治疗暑风上蒙之头痛。

第三节　喉痹

一、桔梗汤

病案：张某，女，31岁。2022年12月28日初诊。

主诉：咽干、咽痛1天。

现病史：患者1天前感染疫病后出现咽干、咽痛，无发热、胸闷气短，咳吐黄黏痰，痰中带血丝。

现症：咽干、咽痛，无发热，胸闷气短，咳吐黄黏痰，痰中带血丝。舌象：舌质红，苔薄白。

中医诊断：喉痹。

辨证：风燥犯肺。

方剂：桔梗汤加减。

处方：桔梗12g，生甘草24g，山豆根5g，生薏苡仁20g，北沙参20g，玉竹10g。两剂，水煎服，日1剂，早晚分温服。

12月30日二诊：咽痛明显缓解，仍时有咳痰。嘱上方去山豆根，加炒牛蒡子12g，炒冬瓜仁30g，续服两剂。两剂都进，病告痊愈。

病案2：吴某，男，32岁。2022年12月23日初诊。

主诉：咽痛、喑哑，伴发热1天。

现病史：患者1天前感染疫病后出现咽痛、咽干，咽部异物感，喑哑，伴发热，时测体温38.1℃，咳嗽，咳吐腥臭黄痰。

现症：咽痛、咽干，咽部异物感，喑哑，伴发热，时测体温38.1℃，咳嗽，咳吐腥臭黄痰。舌象：舌质红，苔白厚腻。

中医诊断：喉痹。

辨证：风热郁肺。

方剂：桔梗汤加减。

处方：桔梗12g，生甘草24g，炒牛蒡子10g，山豆根5g，鱼腥草30g，淡豆豉40g，大枣5枚，生姜3片。两剂，日1剂，水煎服，早晚分温服。两剂都进，喜告病愈。

按语：桔梗汤清热解毒，消肿排脓，为《伤寒论·辨少阴病脉证并治》治疗咽痛方之一，也是临床治疗咽痛的常用方之一。需注意的是，使用该方需严格按原方比例用药，即桔梗与生甘草比例为1：2，方可不失经旨。两案均加山豆根，以增强利咽消肿功效；牛蒡子炒用可去其苦寒，可宣肺祛痰，利咽消肿。病案1薏苡仁生用以清利湿热；仿叶天士之意，在清热的同时，兼顾津液，加北沙参养阴清肺，玉竹养阴润燥。二诊患者咽痛改善明显，但时有咳痰，山豆根苦寒，不利于痰饮的祛除，宜减之；冬瓜仁炒用，祛其清热之用，与生薏苡仁相伍，专治肺热痰盛，色黄质稠，痰深难咳。病案2加淡豆豉宣发郁热；患者"口吐腥臭黄痰"，肺痈已成，加鱼腥草以消痈排脓；山豆根配鱼腥草，系裴永清老师力推印会河老中医治颈部、咽喉火毒证之对药，如临床辨证准确，则效如桴鼓，稍有偏差，则不效而呕吐。此外，与其相对应的治疗咽痛的处方还有半夏散及汤，在临证时需辨明寒热，桔梗味苦，适用于咽腔充血或红肿一类的热性咽痛；而半夏辛温，适用于咽腔不红、颜色较淡的一类患者。

二、大柴胡汤

病案：杨某，男，10岁。2022年12月20日初诊。

主诉：（代诉）咽痛两天。

现病史：患儿两天前感染疫病后出现咽痛，伴发热，体温最高39℃，偶有咳嗽，咳吐黄痰。昨夜出现恶心，呕吐4次，呕吐物为胃内容物，含有未消化食物。

现症：咽痛，伴发热，体温最高37.5℃，偶有咳嗽，咳吐黄痰，恶心，无食欲，精神差。舌象：舌质红，苔白厚。

中医诊断：喉痹。

辨证：外邪袭肺兼食积。

方剂：大柴胡汤加减。

处方：柴胡9g，黄芩12g，生白芍15g，炒枳实6g，党参15g，酒制大黄10g，淡豆豉15g，生薏苡仁30g，生甘草6g，大枣5枚，生姜3片。3剂，水煎服，日1剂，早晚分温服。3剂都进，病告痊愈。

按语：患儿以咽痛为主诉，结合患者外感邪毒，内有"咳吐黄痰""恶心，呕吐""舌质红"之实热，故而张佩江教授用此方以和解少阳，内泻热结，清内外之热邪，以"釜底抽薪"，内无实热之扰，外无邪毒之侵，则热自退，咽痛自愈。加淡豆豉宣发郁热；生薏苡仁健脾，祛无形之痰湿；加党参生津，补脾益肺。

三、《外台》葛根汤

病案1：王某，女，24岁。2022年12月17日初诊。

主诉：咽痛1天。

现病史：患者1天前感染疫病后出现咽痛，未经治疗。半天前出现发热，体温最高38.5℃，口服布洛芬缓释胶囊后发热不退。鼻流清涕，咳吐黄痰，痰中带有血丝，恶心，无食欲。前往当地诊所求一剂中药后服用（具体不详），服后肠鸣泄泻。既往有慢性胃炎病史。末次月经为2022年11月18日，量可，色鲜红，无痛经，少量血块。

现症：咽痛，发热，体温最高38.5℃，恶寒，出汗，鼻流清涕，咳吐黄痰，痰中带血丝，恶心，无食欲，二便调。舌象：舌质红，苔薄偏黄。

中医诊断：喉痹。

辨证：外邪侵袭，肺胃热盛。

方剂：《外台》葛根汤加减。

处方：淡豆豉20g，葛根15g，升麻15g，桔梗12g，生甘草15g，炒牛蒡子12g，黄芩12g，炒牡丹皮12g，炒栀子12g，大葱15cm（切段），生姜3片，大枣5枚。3剂，日1剂，水煎服。服用第两剂后热退，咽痛缓解，3剂都进，病告痊愈。

病案2：王某，男，26岁。2022年12月20日初诊。

主诉：咽痛伴发热两天。

现病史：患者两天前无明显诱因出现咽干、咽痛，伴发热，体温最高38.2℃，恶寒，咳嗽。其间自行口服双黄连口服液，效不佳。

现症：咽干、咽痛，发热，时测体温38.2℃，恶寒，无汗，咳嗽，二便正常。舌象：舌质红，苔白腻。

中医诊断：喉痹。

辨证：热邪束肺。

方剂：《外台》葛根汤合麻杏石甘汤加减。

处方：淡豆豉30g，葛根20g，麻黄6g，桂枝15g，炒苦杏仁10g，生甘草24g，生石膏30g（先煎），桔梗12g，大葱15cm（切段），大枣5枚，生姜3片。两剂，日1剂，水煎服，频服。嘱服药后得汗停服。服上方1剂后微汗出，咽痛减轻，体温降至37.7℃。续服，两剂喜告病愈。

按语：两医案均为风热之咽痛，均以葱豉葛根汤解表退热，桔梗汤以清热解毒排脓。不同的是病案1除外感外，兼内有胃热，加炒牛蒡子利咽，解毒消肿；黄芩、炒栀子相合，为黄芩清肺饮，清肺热；加升麻清热解毒；炒牡丹皮清热凉血。病案2患者肺热明显，加麻杏石甘汤以辛凉疏表，患者发热无汗，加入桂枝，亦有麻黄汤之意，以发汗解表。

第四节　身痛

一、《外台》葛根汤

病案1：王某，女，23岁。2022年12月17日初诊。

主诉：身痛两天。

现病史：患者两天前感染疫病后出现全身肌肉酸痛，伴发热，体温最高38.5℃，咽痛，眠差，易醒。口服三九感冒灵颗粒、对乙酰氨基酚片，仍身痛、发热。

现症：全身肌肉疼痛，伴发热，体温最高38℃，左耳下刺痛，无咽痛。舌象：舌质红，苔白厚，根腐。

中医诊断：身痛。

辨证：温邪袭表。

方剂：《外台》葛根汤合麻杏苡甘汤加减。

处方：淡豆豉30g，葛根20g，炒薏苡仁40g，滑石粉20g（包煎），生甘草15g，炒苦杏仁10g，大葱20cm（切段），生姜3片，大枣5枚。两剂，水煎服，日1剂，早晚分温服。两剂都进，病告痊愈。

病案2：王某，男，48岁。2022年12月19日初诊。

主诉：身痛伴发热6小时。

现病史：患者6小时前感染疫病后，出现全身肌肉酸痛，伴发热，时测体温38.5℃，咳嗽，咳吐黄痰，咽痒，汗出，微恶寒，身痛。

现症：全身肌肉酸痛，伴发热，咳嗽，咳吐黄痰，咽痛，咽痒，汗出，微恶寒。舌象：舌质淡，苔白厚腻。

中医诊断：身痛。

辨证：温邪袭表，营卫不和。

方剂：《外台》葛根汤合桂枝汤、桔梗汤加减。

处方：淡豆豉30g，葛根20g，桂枝15g，生白芍15g，生甘草24g，桔梗12g，滑石粉20g（包煎），大葱15cm（切段），生姜3片，大枣5枚。3剂，水煎服，日1剂，水煎服，顿服。后患者述当地药店无滑石粉，遵医嘱余药续服两剂后，病告痊愈。

按语：张佩江教授认为，疫病发作期常表现为发热、身痛等表证，《伤寒论》第3条云："太阳病，或已发热，或未发热，必恶寒，体痛，呕逆。脉阴阳俱紧者，名为伤寒。"故需先解在表之邪，即先以伤寒之法，兼顾透邪以治之。故两医案之患者均以身痛为主诉，然方中并无治身痛之药，却均奏效。案中《外台》葛根汤发汗解表，均加滑石粉清利湿热；生姜与大枣相配，以化气生津。病案1患者苔白厚根腐，加麻杏苡甘汤以发汗解表，祛风除湿；去辛温之麻黄，防过热化燥伤及肺津。病案2加桔梗、生甘草，即桔梗汤，以清热解毒排脓，治疗咽痛；患者汗出，加桂枝、生白芍，与生甘草、生姜、大枣合为桂枝汤，以调和营卫。故湿热邪气一去，则身痛自愈。

二、侯氏感热方

病案：轩某，女，36岁。2022年12月25日初诊。

主诉：身痛伴发热1天。

现病史：患者1天前感染疫病，出现全身肌肉酸痛，伴发热，体温最高39℃，咽痛，痰黏不易咳出。

现症：全身肌肉酸痛，伴发热，咽痛，痰黏不易咳出。舌象：舌质淡，苔白厚腻。

中医诊断：身痛。

辨证：外感寒湿，郁而化热。

方剂：侯氏感热方。

处方：藿香15g，炒苍术12g，黄芩10g，生薏苡仁

15g，桔梗12g，葛根15g，炒槟榔12g，青蒿15g，炒苦杏仁10g，羌活12g，柴胡12g，生甘草10g，大葱15cm（切段），大枣5枚，生姜3片。3剂，日1剂，水煎服，早晚分温服。3剂都进，病告痊愈。

按语：侯氏感热方不仅可用于发热，亦可治疗湿热之邪导致的身痛。该方可开达膜原，辟秽化浊，此患者明显湿重于热，而该方除清热外，还可化湿。如方中藿香芳香化浊，炒苍术既可燥湿健脾，又可解在表之邪，生薏苡仁健脾利水渗湿。羌活可祛风除湿止痛，特别是对于外感所致身痛患者，侯江红教授常加该药。

第五节　眩晕

一、二陈汤

病案：张某，女，27岁。2022年12月19日初诊。

主诉：头晕6天。

现病史：患者6天前感染疫病后出现发热，持续4天，最高体温39℃，畏寒、怕冷，伴有头晕，鼻塞，咽痛，全身酸痛，咳嗽夜甚，咳吐白痰，偶伴口苦、口干，无胸闷心慌，二便正常。

现症：头晕，头昏沉，鼻塞，咳嗽夜甚，咳吐白痰，无发热。舌象：舌质淡，苔薄白，边有齿痕。

中医诊断：眩晕。

辨证：痰湿中阻。

方剂：二陈汤加减。

处方：陈皮6g，法半夏12g，茯苓12g，生甘草10g，生白术15g，桂枝15g，钩藤15g（后下），泽泻12g。7剂，水煎服，日1剂，早晚分温服。服1剂后患者述头昏沉明显缓解，鼻塞及咳嗽症状减轻。7剂都进，病告痊愈。

按语：患者感染疫病后，余毒未清，发作期高热伤及津液，则出现口苦、口干，炼聚津液则化为痰。此外，明代李中梓曰："脾为生痰之源，肺为贮痰之器。"患者齿痕舌，素有脾虚，脾失健运，聚湿生痰，脾气不升，浊阴不降，痰邪上蒙清窍，发为眩晕。张佩江教授以二陈汤燥湿化痰，理气和中，加生白术、桂枝，有苓桂术甘汤之意，以温化痰饮，意合"病痰饮者，当以温药和之"之理。加泽泻利水渗湿，使痰饮之邪从小便去，钩藤清热平肝，防肝阳上攻之眩晕。二陈汤现代主要用于慢性胃炎、慢性支气管炎、肺气肿、妊娠呕吐、神经性呕吐、梅尼埃病等属痰湿的治疗。

二、苓桂术甘汤

病案：梁某，女，35岁。2022年12月21日初诊。

主诉：头晕伴乏力4天。

现病史：患者4天前感染疫病后出现发热，体温最高39.4℃，恶寒，偶有咳嗽，咳吐白痰，下肢酸痛。其间先后自行服用抗病毒口服液、银黄颗粒，后物理降温、热水泡脚、艾灸大椎治疗，时测体温已降至37.2℃，次日清晨全身汗出，伴见咽痛、舌肿，体温正常。

现症：头晕，乏力，无力下床活动，多汗，偶有咳嗽，咳吐白痰，纳差，恶心。舌象：舌质淡，苔薄白。

中医诊断：眩晕。

辨证：痰饮兼太阳中风表虚。

方剂：苓桂术甘汤合桂枝汤加减。

处方：桂枝15g，生白芍12g，茯苓20g，生白术10g，淡豆豉20g，炒薏苡仁30g，生甘草10g，生姜3片，大枣5枚。3剂，水煎服，日1剂，早晚分温服。

12月26日二诊：患者服上药1剂后，体力恢复大半，可下床活动，头晕、汗出明显改善，现时有干咳，偶有少量黄痰，质稀。处方：陈皮6g，法半夏9g，茯苓20g，生甘草6g，制吴茱萸3g，黄连6g，玉竹10g，炒薏苡仁30g，款冬花12g。5剂，水煎服，日1剂，早晚分温服。

按语：患者初起恶寒、发热，后自行泡脚、艾灸，致使过汗，咽痛、舌肿为热邪壅盛。然热迫汗出，热随汗解后，但见头晕、咳痰、纳差、恶心等症状，皆因痰邪作祟；乏力，汗出，为表虚，营卫不和。张佩江教授予苓桂术甘汤内以温化痰饮，合生白芍即为桂枝汤之意，以调和营卫，淡豆豉宣发郁热，炒薏苡仁利水渗湿。二诊患者头晕、乏力、汗出等已基本恢复，但时有干咳，痰色转黄，患者前有痰饮才化，恐留有余邪，二陈汤可燥湿化痰，而痰色由白转黄，有化热之势，加款冬花润肺止咳化痰，而玉竹别名葳蕤，可养阴润燥，令湿从小便去，如叶天士《本草经解》曰："葳蕤气平益肺，肺气降则小便通，湿行火降，而诸症平矣。盖膀胱津液之府，肺乃津液之源，润其源则膀胱之湿亦行，所谓治病必求其本者如此。"现代该方常用于慢性支气管炎、支气管哮喘、心源性水肿、慢性肾小球肾炎水肿、梅尼埃病、神经症等属中阳不足、痰饮内停的治疗。

第六节　自汗

桂枝加芍药生姜各一两人参三两新加汤

病案：陈某，女，55岁。2022年1月4日初诊。

主诉：自汗20天。

现病史：患者20天前感染疫病后，出现发热，汗出，口服生脉饮后出汗缓解，但觉乏力。现体温未超过36℃，自述体温超36℃即出汗。

现症：自汗，眠差（因家人住院），稍恶风寒，口干，二便调。舌象：舌质淡嫩，少苔。

中医诊断：自汗。

辨证：太阳中风兼气虚证。

方剂：桂枝加芍药生姜各一两人参三两新加汤。

处方：桂枝20g，生白芍20g，人参20g，炙甘草12g，生姜15g，大枣10g。3剂，水煎服，日1剂，早晚分服。

1月7日二诊：自述病情大为改善。体温恢复至36.4℃，未再出汗，嘱上方桂枝、生白芍、人参量均减至15g。继服两剂，病告痊愈。

按语：患者本是中风表虚证，现自汗频作，津血同源，患者自汗日久表邪未去，以致阳气先虚，津液亏损，后又误用生脉散，以致闭门留寇，邪气郁结腠理不能外达，且汗多伤阳，故而患者体温处于低位徘徊，而不能恢复正常；同时表邪未罢，阳气稍有来复，患者即自汗频作，则阳气被耗，无力透邪，体温更不能恢复正常，故此陷入恶性循环。观患者刻下依旧微恶风寒，且自汗，乏力，可知表邪仍在，且津血同源，津液外散过多，势必阳气不足，无力抗邪和化生津液。由此可见，治疗大法当调和营卫，扶正解表。故用桂枝加芍药生姜各一两人参三两新加汤以调和营卫，表里双解，一则用桂枝汤调和营卫，宣透腠理；二则加人参可温阳扶正以生津液，同时结合桂枝汤以扶正解表。

第七节　鼻渊

谷精草合剂

病案：黄某，男，17岁。2022年12月25日初诊。

主诉：鼻涕倒流伴发热1天。

现病史：患者1天前感染疫病后出现鼻涕倒流，伴发热，体温最高37.9℃。平素性格急躁易怒。

现症：鼻涕倒流，伴发热，时测体温37.5℃，精神差，纳眠一般，二便调。舌象：舌质红，少苔。

中医诊断：鼻渊。

辨证：肝胆郁热。

方剂：谷精草合剂加减。

处方：谷精草15g，木贼12g，炒青葙子12g，辛夷12g（包煎），僵蚕10g，蝉蜕12g，黄芩12g，桔梗12g，生白芍10g，淡豆豉15g，青蒿10g，生甘草6g。5剂，水煎服，日1剂，早晚分温服。

按语：谷精草合剂系陕西中医学院（今陕西中医药大学）韩天佑老先生所创，发表于《新中医》1974年第1期，题目为《用谷精草合剂治疗鼻渊简介》。韩天佑先生认为鼻渊在临床上可分为寒、热、虚、实四型，本病的治法，古人提出"寒者热之，热者清之，塞者通之，壅者散之"的原则。根据本病多由风火上郁清窍，"胆移热于脑"的理论，韩天佑老先生认为肝与胆相表里。本病与肝经有关，故用治疗眼病的方药谷精草合剂为主，治疗风火上郁清窍型鼻渊，收效满意。处方：谷精草六钱，蔓荆子五钱，白芷一钱半，防风一钱，草决明三钱，甘菊花三钱，青葙子三钱，密蒙花三钱，夜明砂三钱，金蝉花（如缺金蝉花可用蝉蜕代替）二钱，钩藤二钱，木贼二钱，辛夷一钱。临证常见一类咳嗽伴有鼻塞、流黄脓涕、不辨香臭、前额痛等症，中医学称之为"鼻渊"。胆热上移于脑时，其热常经颃犯鼻，正如《素问·气厥论》云："胆移热于脑，则辛颊鼻渊，鼻渊者，浊涕下不止也。"《灵枢·脉度》云："肺气通于鼻，肺和则鼻能闻香臭矣。"此证当胆肺同治，法宜清胆肺之热。张佩江教授临证对其加以改良，常用药：谷精草、木贼、炒青葙子、辛夷、僵蚕、蝉蜕、前胡、桔梗、黄芩、炒苦杏仁、生甘草等。方中谷精草、木贼、炒青葙子、辛夷四味，轻清灵透之药也，能直清泄胆腑之热，实为治鼻渊之妙品。而方中加入僵蚕、蝉蜕的意义在于：风邪在鼻衄发病中占有主要因素，两药均为血肉有情之品，具有走窜通达、疏逐搜剔之特性，对内外风邪侵扰导致的疾病，具有很好的治疗作用。张佩江教授亦重视气机的升降，加入前胡、桔梗、僵蚕、蝉蜕，四药均主升，与诸清热药如黄芩、降气之品如炒苦杏仁，不可偏废。若咳甚者加款冬花，黄痰者加炒冬瓜仁，兼喘者加麻黄、白果，发热者重用柴胡，气分热重者合麻杏甘石汤，前额痛者加羌活、白芷、生石膏，肺热甚者加蒲公英、生白芍、鱼腥草，眼眵多者加霜桑叶、菊花。现代该方常用于变应性鼻炎、鼻窦炎、鼻旁窦炎、咳嗽、抽动-秽语综合征、面肌痉挛、艾滋病头痛等病症的治疗。

第五章
疫病恢复期诊治

　　本章包括发热、咳嗽、喘证、喉痹、肺痿、胃痞、胃痛、食积、头痛、腰痛、眩晕、耳鸣、不寐、乏力、汗证、粉刺、结节性红斑、感复、痉证和阳痿。张佩江教授认为，温邪疫毒伤津耗液，且易致正虚不固，邪气留恋，故恢复期治法以清透余邪、养阴生津为主。然恢复期患者亦有实证，甚者有热毒炽盛之证，故不应惧于寒凉、泻下之法，部分患者可用余氏清瘟败毒饮以清热凉血解毒，大柴胡汤以泻下实热，或随症可用发作期之常用方侯氏感热方，以清热燥湿，开达膜原。

　　对于低热或午后低热、微恶风寒、心悸、失眠、乏力、自汗、盗汗、食欲不振、腹泻、便溏等为主症的患者，张佩江教授临证常用黄煌教授柴苓复元汤以分利阴阳，和解表里。该方对于发作期患者热势不甚高者，伴有汗出等症状者，亦可随症加减使用。因此，遣方用药仍需辨清病因、病机，不应拘于发作期、恢复期，"有是病用是方，有是证用是药"。

第一节　发热

一、清瘟败毒饮

病案：薛某，男，36岁。2023年1月30日初诊。

主诉：发热3天。

现病史：患者两月前感染疫病后出现发热，体温最高39℃，伴乏力、呕吐，居家自行服用退热药后汗出热退。1月27日无明显诱因再次出现发热，于当地诊所对症处理后症状未见明显改善，遂来求诊。

现症：发热，体温最高39℃，干呕，左侧面颊部肿痛，牙龈肿痛，咽痛，大便干结，两日未行，小便黄，纳眠一般。查体：左上颚见一20mm×10mm溃疡。舌脉：舌质红，苔黄厚腻，脉滑数。

中医诊断：发热。

辨证：热毒炽盛。

方剂：清瘟败毒饮加减。

处方：生地黄15g，黄连6g，黄芩10g，生牡丹皮12g，水牛角10g（先煎），生石膏30g（先煎），淡竹叶12g，玄参15g，生栀子12g，连翘15g（后下），山豆根3g，赤芍20g，知母20g，桔梗12g，炒牛蒡子10g，竹茹10g，板蓝根20g。4剂，水煎服，日1剂，早晚分温服。

2月3日二诊：服上方后未再发热，述腹泻，双手颤抖，口腔溃疡，少量黄痰，耳内疼痛。舌脉：舌红，苔黄偏腻，脉滑数。处方：升麻15g，天花粉20g，金银花20g，木通3g，淡豆豉20g，薄荷3g（后下）。3剂，水煎服，日1剂，早晚分温服。3剂都进，病告痊愈。

按语：清瘟败毒饮出自余师愚的《疫疹一得》，此方大清气血之热，余师愚用此治疫"三十年来，颇堪自信"。加竹茹，既可清热，又有止呕之功；患者热邪较盛，咽痛，《疫证条辨》云："咽喉者，水谷之道路，呼吸之出入，毒火熏蒸，至于肿痛，亟当清解，以开闭塞，宜本方增石膏、元、桔，加牛蒡、射干、山豆根。"山豆根、板蓝根同用以增强清热解毒利咽之功，炒牛蒡子疏散风热兼有利咽功效。二诊患者热退，"口腔溃疡，少量黄痰，耳内疼痛"，结合舌脉，辨为余毒未清，"双手颤抖"为热病后期，热盛伤津，腹泻所致。酌取一二味清热解毒药之升麻、金银花，用薄荷以疏散风热，淡豆豉宣发郁热，天花粉清热泻火生津，木通通经，可给病邪以出路，如叶天士《本草经解》谓："木通入肺，以通水道，故除脾胃寒热也……水道通，则湿热有去路。"现代本方常用于流行性乙型脑炎、流行性出血热、流行性脑脊髓膜炎、败血症、钩端螺旋体病、肺炎所致小儿急惊风、产后高热等病症的治疗。

二、栀子豉汤合上焦宣痹汤

病案：马某，女，48岁。2023年1月16日初诊。

主诉：反复发热1个月。

现病史：患者1个月前感染疫病后出现发热，体温最高38℃，伴身痛，自行服用退热药后汗出热退，随后反复发热，于当地诊所对症处理后症状未见明显改善，遂来求诊。

现症：反复发热，体温最高38℃，偶有胸闷，盗汗，下肢酸困，眠差，纳可，二便调。舌脉：舌质红，苔厚腻，脉弦滑。

中医诊断：发热。

辨证：余邪未尽。

方剂：栀子豉汤合上焦宣痹汤加减。

处方：淡豆豉20g，炒栀子12g，炙枇杷叶12g，射干12g，郁金10g，通草10g，北沙参20g。10剂，水煎服，日1剂，早晚分温服。

1月30日二诊：服上方后未再发热，余症明显改善，二便调。舌脉：舌质淡，舌尖红，苔薄白，脉弦。守上方加玉竹10g，生甘草20g。12剂，水煎服，日1剂，早晚分温服。

按语：栀子豉汤为仲景《伤寒论》之方，可清宣郁热。用于治疗无形邪热郁于胸膈，致胸脘窒闷而烦，主要临床表现为胸闷，虚烦，饥不欲食，但头汗出。然此胸闷一证，为疫病后期所发，单一栀子豉汤不能起全功，遂加上焦宣痹汤（郁金、射干、枇杷叶、通草、香豉），该方出自《温病条辨》，其中香豉一药，因市面上无香豉，现一般改用淡豆豉，该方有轻宣肺痹之功，如吴鞠通云："太阴湿温，气分痹郁而哕者（俗名为呃），宣痹汤主之。"其注曰："上焦清阳膹郁，亦能致哕，治法故以轻宣肺痹为主。"二诊热退，诸症改善，加玉竹养阴润燥，生甘草以调中，守方续服以巩固疗效。其中上焦宣痹汤，现代常用于治疗慢性咽喉炎、胃食管反流病、咽源性咳嗽、小儿支原体肺炎、过敏性鼻炎等。而栀子豉汤现代常用于急性支气管炎、鼻窦炎、病毒性心肌炎、散发性脑炎、胃窦炎、神经官能症等病症的治疗。

三、桂枝汤

病案：李某，女，28岁。2023年1月19日初诊。

主诉：午后低热半月余。

现病史：患者述2022年12月26日感染疫病后出现发热，体温最高39.5℃，伴恶寒、咳嗽、咽痛、鼻塞，自行服用退热药后，大汗出后热退。2023年1月7日出现午后低热，体温最高37.3℃，恶寒，手心发热，自汗，口服藿香正气液后症状减轻，既往有唇炎病史，无复发性口腔溃疡病史。

现症：午后低热，手心发热，恶寒，自汗。舌脉：舌体嫩，舌质淡，苔薄白有颗粒，脉弦细。

中医诊断：发热。

辨证：余邪未清，营卫不和。

方剂：桂枝汤加减。

处方：桂枝15g，生白芍15g，炙甘草10g，炒薏苡仁30g，炒苦杏仁10g，生姜30g。9剂，日1剂，水煎服，早晚分温服。9剂都进，病告痊愈。

按语：此处采用方证对应的辨证思路，抓住"恶寒"与"自汗"这两个关键证，辨为桂枝汤证，故方用桂枝汤调和营卫；患者基础体温较低，倍生姜以温中散寒；患者苔薄白有颗粒，既往有唇炎病史，兼有湿邪，加炒薏苡仁健脾祛湿；炒苦杏仁宣发肺气以除余热。

四、青蒿鳖甲汤

病案：闫某，女，83岁。2023年1月30日初诊。

主诉：反复发热两个月。

现病史：患者两个月前感染疫病后出现发热、恶寒，居家自行服用退热药后汗出热退，随后仍反复发热，体温最高37.5℃，于当地诊所对症处理后症状未见明显改善，遂来求诊。自述于当地医院查胸部CT示：右肺上叶局灶性炎症，双肺下叶间质性改变。

现症：反复发热，体温最高37.5℃，无恶寒，口干，饮水不解，双目酸困不适，纳眠可，二便调。舌脉：舌体胖大，舌质淡，苔薄白，脉弦。

中医诊断：发热。

辨证：余热未清，邪伏阴分。

方剂：青蒿鳖甲汤加减。

处方：熟地黄20g，麦冬12g，青蒿10g，醋鳖甲10g（先煎），石斛12g，山药20g。6剂，水煎服，日1剂，早晚分温服。

2月3日二诊：服上方后未再发热，述汗后背部发凉。舌脉：舌体胖大，舌质淡，苔薄白而干，脉弦。守上方加天花粉15g。6剂，水煎服，日1剂，早晚分温服。6剂都进，喜告病愈。

按语：患者高龄，服退热药热退后，汗出津伤，邪热伏于阴分，故见反复发热。青蒿鳖甲汤出自吴鞠通的《温病条辨》，具有清热养阴、透邪外出之功。去性寒之牡丹皮、知母，加较之微寒且有养阴润肺、益胃生津功效之麦冬。二诊患者热退，舌苔薄白而干，守上方，加天花粉以生津止渴，以巩固疗效。现代该方常用于癌性发热、术后低热、更年期综合征、小儿肺炎、面部激素依赖性皮炎、亚急性甲状腺炎和糖尿病合并结核性胸膜炎、发热型肺结核、白塞综合征和幼年类风湿病反复高热型（Wissler-Fanconi综合征）、慢性特发性血小板减少性紫癜、急性白血病等病症的治疗。

五、四君子汤

病案：范某，男，75岁。2023年1月19日初诊。

主诉：反复咳嗽1个月。

现病史：患者1个月前感染疫病后，出现发热，体温最高38.7℃。3天后热退，出现间断低热，体温在35.5～36℃之间。既往有肺气肿、肺大疱病史。

现症：低热，体温在35.5～36℃之间，大便不成形，1次/日，小便不利，次数频。舌脉：舌体嫩，舌质淡，苔薄白，脉弦细。

中医诊断：发热。

辨证：中阳不足。

方剂：四君子汤加减。

处方：太子参20g，炒白术15g，茯苓20g，干姜12g，陈皮6g，炙甘草12g，熟地黄20g。7剂，日1剂，水煎服，早晚分温服。7剂都进，病告痊愈。

按语：该患者发热的病机为中阳虚弱，健运失司。四君子汤益气健脾，患者为热病后期，方中人参易为太子参，益气健脾，生津润肺；干姜味辛以助阳，守而不走；以白术炒用可健脾止泻；患者小便不利，次数频，为热盛伤及肾阴，予熟地黄滋肾阴，佐以陈皮理气健脾，补而不滞，滋而不腻。现代该方常用于浆膜下穿孔、十二指肠溃疡、肝硬化、术后胃肠功能紊乱、慢性浅表性胃炎、消化道出血、肝硬化、急性胃肠炎、慢性胃肠炎、功能性低热、慢性咽炎、双侧声带内收无力、口腔溃疡、鼻出血、慢性扁桃体炎等病症的治疗。

六、侯氏感热方

病案：张某，男，65岁。2023年1月9日初诊。

主诉：反复发热半个月。

现病史：患者半个月前感染疫病后出现发热，体温最高37.7℃，无恶寒、身痛，无咽痒、咽痛，无胸闷，居家自行服药后热退。后反复夜间发热，晨起热退，服药后症状不减。现患者为求进一步治疗，特来求诊。既往有肺气肿、双下肺间质纤维化、肝囊肿、胆结石病史。

现症：反复夜间发热，体温最高37.7℃，晨起热退，咳嗽，咳吐白痰，质稀，纳眠可，二便调。舌脉：舌淡红，苔黄腻，脉细滑。

中医诊断：发热。

辨证：痰湿中阻。

方剂：侯氏感热方加减。

处方：藿香12g，炒苍术9g，黄芩12g，生薏苡仁15g，桔梗12g，葛根15g，炒槟榔10g，青蒿15g，柴胡6g，羌活6g，生甘草10g，炒苦杏仁10g，瓜蒌15g。3剂，水煎服，日1剂，早晚分温服。

1月13日二诊：服上方后，患者未再发热，咳嗽减轻，偶有气喘，纳眠可，大便不成形，日2～3次。舌脉：舌质红，苔白厚腻，脉左沉细，右细。守上方去瓜蒌，加滑石粉20g（包煎），炒桃仁10g，地龙5g。7剂，水煎服，日1剂，早晚分温服。

按语：侯氏感热方内清热邪，兼有燥湿健脾之功，然清湿热之力稍逊。患者咳痰，虽色白，质稀，不可辨为寒证，患者反复发热，结合舌象，病性当为热邪，遂加瓜蒌以清热涤痰。二诊患者大便不成形，舌苔白厚腻，加滑石粉以通利水道，清膀胱湿热；去润肺之瓜蒌；加炒桃仁、地龙通络活血、平喘。

七、小达原饮

病案：李某，女，40岁。2023年1月9日初诊。

主诉：反复午后低热1个月。

现病史：患者1个月前感染疫病后出现午后反复低热，于当地诊所对症治疗后，症状未见明显改善，遂来求诊。

现症：午后低热，体温最高37.2℃，头重如裹，乏力，纳可，眠差，大便黏，日1次，小便正常。舌脉：舌体胖大，舌质淡，苔薄白，脉细弱。

中医诊断：发热。

辨证：邪伏膜原。

方剂：小达原饮加减。

处方：姜厚朴6g，炒槟榔10g，陈皮6g，草果10g，生薏苡仁30g，干姜9g。7剂，水煎服，日1剂，早晚分温服。

1月20日二诊：服上方后午后未再发热，乏力、头晕、大便黏均明显改善，述眠差，余未述不适。舌脉：舌质淡，苔薄白，脉细。守上方，加茯神20g，炒酸枣仁30g。9剂，水煎服，日1剂，早晚分温服。

按语：午后低热常见于温病后期，如"身热不扬"等特点。方予小达原饮，开达膜原，辟秽化浊。小达原饮（厚朴、槟榔、草果、生姜）为全小林院士在达原饮的基础上，减去苦寒之黄芩、知母，酸敛之白芍，甘缓之甘草而成。小达原饮具有散寒化湿、辟秽化浊、开达膜原的功效，是治疗"寒湿疫"的基础方。初病之时，邪气尚微，外无症状，可直接用小达原饮治之。患者大便黏滞，加生薏苡仁利水渗湿；加陈皮以健脾燥湿；干姜守而不走，温中散寒，故替原方中之生姜，以健运中阳。二诊患者症状减轻，药证合拍，故守方续服。

第二节 咳嗽

一、小青龙汤

病案：刘某，女，54岁。2023年1月9日初诊。

主诉：干咳1个月。

现病史：患者1个月前感染疫病后出现发热伴恶寒，服用退热药后出现干咳、少痰，于当地诊所对症处理后症状未见明显改善，遂来求诊。既往有高血压病史。

现症：干咳，少痰，遇寒加重，伴咽干，偶有胸闷，气短，纳眠可，二便调。舌脉：舌质淡，舌尖红，苔薄白润，脉沉细。

中医诊断：咳嗽。

辨证：外寒里饮，郁而化热。

方剂：小青龙汤加减。

处方：紫苏叶12g，桂枝15g，生白芍15g，干姜9g，五味子10g，细辛3g，乌梅15g，甘松20g，生甘草10g。7剂，水煎服，日1剂，早晚分温服。

1月16日二诊：服上方后患者咳嗽、心慌减轻，述时有气短，余未述不适。且自述近期于当地医院查胸部CT示：肺部炎症。舌脉：舌淡红，苔薄白，脉沉细。守上方加炒紫苏子10g，葶苈子20g，桑白皮20g，瓜蒌皮20g。7剂，水煎服，日1剂，早晚分温服。

按语：患者干咳，少痰，肺津已伤，然患者病情遇寒加重，伴"胸闷，气短"，结合舌象，为饮邪所致，故辨为外寒里饮、郁而化热之证，方用小青龙汤加减。去辛温燥湿之半夏，加之有心悸、气短，去麻黄以防煎药不当，或患者体质对药物敏感，加重病情，易为辛温之品紫苏叶，以解表散寒；乌梅合生甘草，酸甘化阴以养肺阴；患者胸闷、气短，为寒郁气滞之无形胸闷，加甘松以开郁醒脾。二诊患者诸症皆减，药已中的，守上方加入炒紫苏子、葶苈子以化痰，患者时感气短，此为痰邪壅肺之证，加桑白皮泻肺平喘、瓜蒌皮利气宽胸。现代该方常应用于支气管炎、肺炎、支气管哮喘、百日咳、慢性阻塞性肺疾病、过敏性鼻炎、卡他性眼炎、卡他性中耳炎等属外寒里饮的治疗。

二、麻杏石甘汤合苍耳子散

病案：樊某，女，28岁。2023年1月13日初诊。

主诉：咳嗽1个月。

现病史：患者1个月前感染疫病后出现发热，恶寒，居家自行服用退热药后汗出热退，继而出现咳嗽，于当地诊所对症处理后，症状未见明显改善，遂来求诊。

现症：咳嗽（夜甚），痰白难咳，气喘，鼻塞，纳眠可，二便调。舌脉：舌质红，苔薄白，脉沉细。

中医诊断：咳嗽。

辨证：肺热壅盛。

方剂：麻杏石甘汤合苍耳子散加减。

处方：炙麻黄6g，炒苦杏仁10g，生石膏30g（先煎），生甘草10g，姜厚朴6g，瓜蒌皮12g，炒薏苡仁30g，炒苍耳子12g，白芷6g，川芎15g，薄荷3g（后下），连翘15g（后下）。15剂，水煎服，日1剂，早晚分温服。

1月30日二诊：服上方后咳嗽、气喘均减轻，述仍鼻塞，晨起咳黏白痰，纳眠可，二便调。舌脉：舌质红，苔薄白，脉沉细。守上方加川芎至20g，白茅根30g，乌梅12g。15剂，水煎服，日1剂，早晚分温服。

按语：此案应抓住主症"热""痰""喘"，方予麻杏石甘汤清肺平喘，患者尚有鼻塞兼症，合苍耳子散通利鼻窍。加瓜蒌皮清热化痰；加炒薏苡仁以健脾渗湿；患者久咳已有1个月，遵叶天士"久病入血""久病入络"之理论，加川芎以活血行气；加姜厚朴以消痰平喘，姜厚朴合麻黄有《金匮要略》厚朴麻黄汤之意，二药一宣一降，肺气得平。二诊患者鼻塞、晨起咳黏白痰，肺热仍在，白茅根善清肺热，加之以清肺止咳；加乌梅以敛肺止咳。

三、麻杏苡甘汤

病案1：王某，男，71岁。2023年1月7日初诊。

主诉：咳嗽1个月。

现病史：患者1个月前感染疫病后出现发热，恶寒，居家自行服用感冒灵颗粒后汗出热退，继而出现咳嗽，于当地医院治疗后症状未见明显改善，遂来求诊。2022年12月29日于某市中心医院查胸部CT示：①双肺炎症并右肺中叶支气管轻度扩张；②右肺下叶炎症结节可能；③肺主动脉、冠状动脉管壁钙化。

现症：咳嗽，昼轻夜重，咳白黏痰，口渴，纳眠可，二便调。舌脉：舌淡红，苔薄黄腻，脉滑。

中医诊断：咳嗽。

辨证：痰湿壅肺。

方剂：麻杏苡甘汤加减。

处方：紫苏叶12g，炒苦杏仁12g，生甘草10g，炒薏苡仁30g，桑叶20g，川贝母10g。7剂，水煎服，日1剂，早晚分温服。

1月13日二诊：服上方后咳嗽大减，述遇冷则咳，余未述不适。舌脉：舌淡红，苔薄白，脉滑。守上方加款冬花12g，滑石粉20g（包煎）。9剂，水煎服，日1剂，早晚分温服。

病案2：李某，男，39岁。2023年1月9日初诊。

主诉：干咳20天。

现病史：患者20天前感染疫病后，出现发热，体温最高40℃，伴咽痛，自行服用退热药后热退，继而出现干咳，于当地诊所对症处理后症状未见明显改善，遂来求诊。2023年1月8日于当地查胸部CT示：双肺少量条索样变。

现症：干咳，偶有少量白黏痰，纳眠可，二便调。舌脉：舌淡红，苔白腻，脉细滑。

中医诊断：咳嗽。

辨证：风湿袭表，肺气失宣。

方剂：麻杏苡甘汤加减。

处方：麻黄9g，炒苦杏仁10g，生甘草10g，炒薏苡仁30g，桑叶20g，川贝母10g。7剂，水煎服，日1剂，早晚分温服。

1月16日二诊：服上方后咳嗽大减。舌脉：舌质淡，苔薄白，脉沉细。守上方加北沙参20g，炙枇杷叶12g。7

剂，水煎服，日1剂，早晚分温服。

按语：以上医案均为麻杏苡甘汤证，病机为风湿在表，湿郁化热。麻杏苡甘汤功能发汗解表，祛风除湿。病案1初诊患者咳嗽，为痰湿壅肺证，以麻杏苡甘汤加减，麻杏苡甘汤即三拗汤加炒薏苡仁，宣肺止咳，解表祛湿。患者为老年男性，根据影像示，患者既往有心肺基础疾病，张佩江教授常告诫其学生，60岁以上男性慎用麻黄，常以紫苏叶易麻黄，以防患者不耐麻黄，从而加重病情。患者感染疫病，加桑叶以润肺止咳，川贝母可增强止咳化痰之功。二诊时患者咳嗽大减，守方加款冬花以止咳化痰，滑石粉以通利水道，使湿从小便去。病案2患者舌脉体现内湿较重，方用麻杏苡甘汤。患者干咳，为阴伤，加桑叶清肺润燥，川贝母清热润肺。此方不仅解表除湿，且能开宣肺气，能够起到提壶揭盖、通调水道的作用。二诊时患者诸症皆减，外邪去半，故加北沙参养阴清肺，炙枇杷叶清肺止咳。

四、叶氏桑叶玉竹方

病案1：邵某，女，37岁。2023年1月16日初诊。

主诉：咳嗽1个月。

现病史：患者1个月前感染疫病后出现发热，恶寒，居家自行服用退热药后汗出热退，继而出现咳嗽，自述胸骨后发痒，于当地诊所对症处理后症状未见明显改善，遂来求诊。

现症：咳嗽，自述胸骨后发痒，纳眠可，二便调。舌脉：舌质淡，苔薄白有颗粒，脉弦。

中医诊断：咳嗽。

辨证：余邪未尽。

方剂：叶氏桑叶玉竹方加减。

处方：桑叶20g，北沙参20g，玉竹10g，连翘10g（后下），桔梗12g，芦根20g，夏枯草10g。10剂，水煎服，日1剂，早晚分温服。

1月30日二诊：服上方后胸骨后发痒缓解，偶有夜间咳嗽，纳眠可，二便调。舌脉：舌质淡，苔薄白，脉弦。守上方加款冬花12g，炒薏苡仁30g。7剂，水煎服，日1剂，早晚分温服。

病案2：王某，女，33岁。2023年1月16日初诊。

主诉：干咳半个月。

现病史：患者半个月前感染疫病后出现干咳，咳少量白黏痰，于当地诊所对症处理后，症状未见明显改善，遂来求诊。

现症：干咳，咳少量白黏痰，咽痒，双下肢偶有酸痛，纳眠可，二便调。舌脉：舌质淡，舌尖红，苔薄白稍燥，脉沉细。

中医诊断：咳嗽。

辨证：余邪未尽，肺阴不足。

方剂：叶氏桑叶玉竹方加减。

处方：桑叶20g，北沙参20g，玉竹10g，连翘10g（后下），桔梗12g，生甘草10g，地龙5g，僵蚕10g，清半夏12g。10剂，水煎服，日1剂，早晚分温服。

1月30日二诊：服上方后患者干咳基本缓解，述午后偶有阵发性咳嗽，咳甚则满面通红，嗳气，面黄。舌脉：舌淡，苔薄白，脉沉细。守上方加夏枯草10g，郁金10g，石菖蒲10g，当归12g。7剂，水煎服，日1剂，早晚分温服。7剂都进，病告痊愈。

按语：两案均为久咳，病案1患者无痰，病案2患者咳吐黏痰，肺津均已耗伤。遂以叶天士桑叶玉竹方加减，以养阴清肺止咳。病案1患者脉弦，现肝脉，加桔梗宣肺祛痰；芦根滋阴清热以祛痰排脓，加夏枯草以清肝泻火，则肺气肃降，咳嗽自止。二诊患者症状已减，加款冬花温肺止咳；炒薏苡仁以健脾，意在培土生金。病案2初诊患者咳少量白黏痰，加清半夏以燥湿化痰；患者咽痒，加地龙通络，配合僵蚕祛风止痒。二诊时患者咳嗽大减，但午后阵发性咳嗽伴嗳气，咳甚则满面通红，为木火刑金，夏枯草清肝泻火，亦仿叶天士加夏枯草以治顿咳之验；郁金行气解郁，合石菖蒲以解郁开窍；加当归以活血，特别是对于反复发作、久病的患者，在辨证的基础上加入活血化瘀之药，可取得良效。

五、桂枝汤

病案1：牛某，女，35岁。2023年1月13日初诊。

主诉：咳嗽1个月，加重5天。

现病史：患者1个月前感染疫病后干咳，少痰，于当地诊所对症处理后症状减轻。5天前因不慎受凉后出现低热，咳嗽加重。未予相关治疗。

现症：干咳，受凉后加重，气短，纳眠差，二便调。平素性情较急躁。舌脉：舌质淡，苔薄白而润，脉细弱。

中医诊断：咳嗽。

辨证：营卫不和，肝血失养。

方剂：桂枝汤加减。

处方：桂枝20g，生白芍20g，当归10g，炒酸枣仁12g，麦芽15g，炒薏苡仁30g，炙甘草12g，生姜3片，大枣5枚。7剂，水煎服，日1剂，早晚分温服。

1月20日二诊：服上方后咳嗽减轻，饮食改善，述仍眠差。舌脉：舌质淡，苔薄白而润，脉细。守上方加茯神20g。9剂，水煎服，日1剂，早晚分温服。

2月3日三诊：服上方后诸症皆减。舌脉：舌淡，苔薄白，脉沉细。守上方7剂巩固治疗，同时嘱空腹喝红糖水。7剂都进，病告痊愈。

病案2：杨某，女，40岁。2023年1月12日初诊。

主诉：咳嗽1个月。

现病史：患者1个月前感染疫病后出现发热，伴恶寒，咳嗽，身痛。居家自行服用退热药后汗出热退，咳嗽不减，于当地诊所对症处理后症状未见明显改善，遂来求诊。

现症：咳嗽，汗出，腰痛，纳眠可，二便调。舌脉：舌质淡，少苔而润，脉弦细。

中医诊断：咳嗽。

辨证：营卫不和。

方剂：桂枝汤加减。

处方：桂枝20g，生白芍20g，炙甘草12g，炒苦杏仁10g，炒薏苡仁30g，浮小麦20g，生姜3片，大枣5枚。7剂，水煎服，日1剂，早晚分温服。

1月19日二诊：服上方后咳嗽、汗出、腰痛好转，自述昨日不慎受凉后出现胸闷，纳眠可，二便调。舌脉：舌淡嫩而润，苔薄白，脉弦细。守上方加太子参15g，麦冬10g，五味子10g。继服7剂，病告痊愈。

病案3：赵某，女，36岁。2023年1月10日初诊。

主诉：干咳1个月。

现病史：患者1个月前感染疫病后出现发热，恶寒，咳嗽，鼻塞。居家自行服用退热药后汗出热退，咳嗽不减，于当地诊所对症处理后症状未见明显改善，遂来求诊。

现症：干咳，咳吐少量黄痰，气喘，动辄汗出，下肢无力，平素易感冒，纳眠可，二便调。舌脉：舌质红，苔薄黄腻，脉沉细。

中医诊断：咳嗽。

辨证：营卫不和。

方剂：桂枝汤加减。

处方：桂枝20g，生白芍20g，炙甘草12g，生薏苡仁30g，炒苦杏仁10g，鱼腥草30g，荷叶10g，蔓荆子10g，桑叶20g，生姜10g，大枣10g。7剂，水煎服，日1剂，早晚分温服。

1月30日二诊：服上方后诸症大减，仍偶有干咳，余无不适。舌脉：舌淡红，苔薄白，脉沉细。处方：桑叶20g，北沙参20g，玉竹10g，连翘15g（后下），桔梗12g，生甘草10g。30剂，水煎服，日1剂，早晚分温服。

按语：以上病证均为桂枝汤证范畴，桂枝汤外可调营卫，内可调气机，因此，桂枝汤并不仅仅局限于太阳表虚证。如咳嗽，对于病机为中虚少运、阳伤饮结或湿痰阻遏气分者亦可用之。其证候特点：咳嗽，自汗，伴形寒畏冷，或发热，头痛，苔白，脉或沉细，或兼神疲，咳嗽迁延不愈，或短暂恢复后复发。对于上述病机和相关主症，当以温阳化饮为治。桂枝汤可温阳，肺气宣发失常，可加杏仁或厚朴降气平喘；如有无形痰湿所致咳嗽，可加茯苓、薏苡仁淡渗以利饮，或加半夏以燥湿化痰。病案1患者眠差，脉细弱，患者咳嗽日久，"久病入络"，加当归既可活血，又可配炒酸枣仁以养肝血；加麦芽以疏肝理气解郁；二诊时酌加茯神以宁心安神。《本草从新》谓红糖"和中、补血"，嘱服红糖水以和肝血。病案2加浮小麦以加强止汗之功，二诊时患者述胸闷，观其脉弦细，为热病后期气阴不足所致，加生脉饮以养阴润肺生津。病案3患者气喘，加炒苦杏仁以肃降肺气；而鱼腥草为肺痈要药，常用于治疗痰黄气喘之人；荷叶为轻清之品，加之可透邪外出；患者干咳，桑叶既可清肺润燥，又可配蔓荆子以疏散风热。以上患者均加薏苡仁淡渗利无形之痰湿，其中病案3薏苡仁生用的目的是清利湿热。

六、桂枝加厚朴杏子汤

病案：陈某，女，52岁。2023年1月12日初诊。

主诉：咳嗽1个月。

现病史：患者1个月前感染疫病后出现发热，咽痛，咳嗽，鼻塞，居家自行服用退热药后汗出热退，咳嗽不减，于当地诊所对症处理后症状未见明显改善，遂来求诊。既往有口腔溃疡病史。

现症：咳嗽，呈阵发性，无痰，咽痒，时有胸闷，盗汗，纳眠可，二便调。查体：右侧肘关节有红色皮疹。舌脉：舌质淡，苔薄白，脉沉细。

中医诊断：咳嗽。

辨证：营卫不和，肺气失宣。

方剂：桂枝加厚朴杏子汤加减。

处方：桂枝20g，生白芍20g，炙甘草12g，炒苦杏仁

10g，炒薏苡仁30g，姜厚朴10g，天花粉20g，清半夏12g，甘松20g，生姜3片，大枣5枚。7剂，水煎服，日1剂，早晚分温服。

1月19日二诊：服上方后咽痒咳嗽、胸闷减轻，述咽干痒，纳眠可，二便调。舌脉：舌淡红，苔薄白，脉沉细。处方：炙枇杷叶12g，射干10g，淡豆豉12g，郁金10g，通草10g，炒薏苡仁30g。10剂，水煎服，日1剂，早晚分温服。

2月2日三诊：服上方后胸闷改善，述近期饮食不慎出现咽痒，眠差，余无不适。舌脉：舌淡，苔薄白，脉沉细。处方：土茯苓30g，鱼腥草20g，淡豆豉20g，炒栀子12g，僵蚕6g，蝉蜕12g，地龙10g。继服7剂，病告痊愈。

按语：患者初诊予桂枝加厚朴杏子汤治疗，旨在调和营卫，肃降肺气以止咳。患者胸闷，加炒薏苡仁祛无形之痰湿，甘松以开胸解郁，清半夏燥湿化痰。二诊时患者咳嗽症状减轻，改用上焦宣痹汤以宣通肺气，仍加炒薏苡仁祛痰湿之邪；三诊时患者咽痒因饮食而发作，用栀子豉汤以宣发郁热，清余邪。加僵蚕、蝉蜕、地龙以清利咽喉，息风止痉；而土茯苓、鱼腥草为对药，特别是对于咽痛、咽痒属热性者，治疗效果甚佳。

七、甘草泻心汤

病案1：张某，男，56岁。2023年1月19日初诊。

主诉：反复咳嗽1个月。

现病史：患者1个月前感染疫病后出现发热，体温最高39.5℃，伴恶寒，咳嗽，鼻塞，全身肌肉酸痛。既往有复发性口腔溃疡病史，2~3次/年。

现症：晨起咳嗽，闻油烟味则发，自述舌干发涩。舌脉：舌质淡，苔薄白，脉弦滑。

中医诊断：咳嗽。

辨证：脾虚湿阻。

方剂：甘草泻心汤加减。

处方：清半夏20g，黄芩10g，黄连3g，干姜12g，党参15g，款冬花12g，五味子10g，乌梅12g，生甘草20g，大枣5枚。10剂，日1剂，水煎服，早晚分温服。嘱忌食生冷、辛辣油腻之品及蜂蜜。10剂都进，病告痊愈。

病案2：董某，男，25岁。2023年1月12日初诊。

主诉：反复咳嗽1个月。

现病史：患者述2022年12月16日感染疫病后出现发热，体温最高39.5℃，伴恶寒，咽痛，咳嗽，鼻塞，乏力，全身肌肉酸痛。自行口服退热药后，汗出较多。2023年1月11日查胸部CT示：双肺炎症。自述既往有复发性口腔溃疡病史。

现症：咳嗽（白日甚），遇冷则咳，无痰，偶有胸闷。舌脉：舌体胖大，舌质淡，薄白有颗粒，脉沉细。

中医诊断：咳嗽。

辨证：脾虚湿阻。

方剂：甘草泻心汤加减。

处方：清半夏20g，黄芩10g，黄连3g，干姜12g，党参15g，五味子10g，细辛3g，乌梅15g，生甘草20g，大枣10g。7剂，水煎服，日1剂，早晚分温服。7剂都进，喜告病愈。

按语：上述案例均属甘草泻心汤证，该方出自《伤寒论》和《金匮要略》，两处条文并不一样。如《伤寒论》原文云："伤寒中风，医反下之，其人下利日数十行，谷不化，腹中雷鸣，心下痞硬而满，干呕，心烦不得安。医见心下痞，谓病不尽，复下之，其痞益甚，此非结热，但以胃中虚，客气上逆，故使硬也，甘草泻心汤主之。"《伤寒论》中甘草泻心汤又名伊尹甘草泻心汤，出自《证治准绳·类方》）。药物组成：炙甘草12g，黄芩9g，干姜9g，半夏9g（洗），大枣12枚（擘），黄连3g。功效为益气和胃，消痞止呕。主治："伤寒中风，医反下之，以致胃气虚弱，其人下利日数十行，完谷不化，腹中雷鸣，心下痞硬而满，干呕，心烦不得安。"《金匮要略·百合狐惑阴阳毒病脉证治》云："狐惑之为病，状如伤寒，默默欲眠，目不得闭，卧起不安，蚀于喉为惑，蚀于阴为狐，不欲饮食，恶闻食臭，其面目乍赤、乍黑、乍白，蚀于上部则声喝（一作嗄），甘草泻心汤主之。"其病机为湿热邪毒内蕴。据《诸病源候论》云："夫狐惑二病者……皆由湿毒气所为也。"总的来说，以湿为主，也有热，治疗方法现在可归纳为燥湿清热解毒。张佩江教授所用为《金匮要略》的甘草泻心汤。此案患者体质特殊，平素即有痰饮，复感风寒，经苦寒之药误下，最终成为寒热错杂之体。此类患者都有一个共同点，就是易出现口腔溃疡，甚则经久不愈，或愈后复发。此类患者临证常见：咳嗽、咽痛、声嘶、痰少，或有口腔溃疡，而表证不明显。张佩江教授治疗此证时常用甘草泻心汤加减，故此法名为泻心法。常用药：半夏、黄芩、黄连、干姜、党参、甘草、款冬花等。临床加减用药：痰黄者加炒冬瓜仁，声嘶者加木蝴蝶，发热者加柴胡，表寒者加荆芥、防风，便溏者加砂仁或白豆蔻，气滞者加枳壳，皮肤瘙痒者加地肤子。此类患者若咳嗽，舍此治法，几乎无他法可奏效。最后，张佩江教授常嘱咐此类患者忌食生冷、辛辣油腻、蜂蜜等物，或以此"润肺止咳"。否则病情不仅不易恢复，反而会助湿生痰，致咳嗽迁延不愈。在加减用药方面，病案1患者加款冬花以增强止咳化痰功效；病案2患者咳嗽遇冷加重，遂加细辛以温肺化饮。两例患者均咳嗽日久，用五味子、乌梅酸敛以止咳。现代该方常用于白塞综合征、结节性红斑、干燥综合征、复发性口腔溃疡、强直性脊柱炎、溃疡性结肠炎、痤疮、咳嗽、发热、口腔黏膜白斑、真菌性食管炎、真菌性发热、手足口病、干燥脱屑性唇炎、肿瘤化疗所致消化道反应等病症的治疗。

第三节　喘证

叶氏金水同治方

病案：唐某，男，71岁。2023年1月4日初诊。

主诉：反复喘息1个月。

现病史：患者1个月前感染疫病后出现发热，体温最高38.5℃，伴咳嗽，咳痰，时有胸闷。2013年1月1日于当地医院查心脏彩超示：心包积液。既往有肺气肿、冠心病病史。

现症：喘息，胸闷，左侧胁肋部胀痛不适。舌象：舌质淡，苔薄白。

中医诊断：喘证。

辨证：肺肾阴虚。

方剂：叶氏金水同治方加减。

处方：熟地黄20g，石斛12g，天冬10g，北沙参30g，麦冬12g，茯神20g。10剂，水煎服，日1剂，早晚分温服。10剂都进，病告痊愈。

按语：上方为叶天士金水同治方加减（阿胶、鸡子黄、麦冬、石斛、北沙参、生地黄、甘草、茯神），张佩江教授仿叶氏运用此方治疗"久咳，失音喉痹"，久咳损耗肺阴，同理，久喘亦可致肺阴损耗，而肺为水之上源，肺金与肾水为母子关系，金旺则水生，反之水旺则可涵金。以法立方，酌取方中滋阴之药进行加减。方中熟地黄滋肾水；石斛养阴生津，天冬滋肾阴，二者皆甘寒之品，凉润以生津；北沙参配麦冬以补肺阴，茯神佐制熟地黄之滋腻，引诸阳下行。

第四节　喉痹

一、叶氏桑叶玉竹方、上焦宣痹汤

病案：张某，女，48岁。2023年1月9日初诊。

主诉：咽喉不利1个月。

现病史：患者1个月前感染疫病后出现发热，全身肌肉酸痛，体温38℃左右，未予相关处理，随后热退，继而出现咽喉不利，于当地诊所对症处理后症状未见明显改善，遂来求诊。

现症：咽喉不利，咽干，咽痒，纳眠可，二便调。舌脉：舌质淡红，苔薄白，脉浮数。

中医诊断：喉痹。

辨证：余热未尽。

方剂：叶氏桑叶玉竹方加减。

处方：桑叶20g，北沙参20g，玉竹10g，连翘10g（后下），桔梗12g，芦根20g，炒薏苡仁30g。7剂，水煎服，日1剂，早晚分温服。

1月16日二诊：服上方后咽干、咽痒减轻，述仍有咽喉异物感，纳眠可，二便调。舌脉：舌淡红，苔薄黄，脉弦细。处方：炙枇杷叶12g，淡豆豉12g，射干12g，郁金10g，通草10g，黄连6g，制吴茱萸3g。10剂，水煎服，日1剂，早晚分温服。

2月3日三诊：服上方后咽喉不利改善，述口酸。舌脉：舌淡红，苔薄白，脉弦细。辨证属肝胃不和。处方：柴胡9g，黄芩12g，炒枳实6g，蒲公英30g，木香10g，茯苓20g，生甘草6g，生姜10g，大枣10g。继服7剂，病告痊愈。

按语：患者咽干、咽痒，为余邪未尽所致，叶氏桑叶玉竹方养阴清肺生津，去甘寒之炒冬瓜仁，加炒薏苡仁以祛无形之痰湿。二诊患者仍有咽喉不利，咽为肺之关，予上焦宣痹汤合左金丸以清泻肝火。三诊患者述口酸，为肝胆火热犯胃所致，方予大柴胡汤加减以疏肝和胃，去酸敛之白芍和泻下之大黄、芒硝，加茯苓健脾利水渗湿；而蒲公英、木香为沈绍功教授治疗慢性胃炎之常用药，此案予蒲公英清肝胃之郁热，木香行气调中。

二、柴胡桂枝干姜汤

病案：申某，男，65岁。2023年1月12日初诊。

主诉：咽痒20天。

现病史：患者20天前感染疫病后出现发热，体温最高38℃，伴全身肌肉酸痛。服用连花清瘟胶囊后汗出热退后，出现咽痒不适。既往有高血压、冠心病病史，具体用药不详。

现症：咽痒，纳眠可，大便时干时溏，小便正常。舌脉：舌淡红，苔薄黄而润，脉弦。

中医诊断：喉痹。

辨证：肝脾不和。

方剂：柴胡桂枝干姜汤加减。

处方：柴胡9g，黄芩10g，桂枝12g，干姜12g，天花粉20g，炙枇杷叶12g，生甘草10g，生姜3片，大枣5枚。7剂，水煎服，日1剂，早晚分温服。7剂都进，病告痊愈。

按语：患者可供参考的阳性体征并不多，然结合大便及脉象，不难判断为肝脾不和。柴胡桂枝干姜汤和解少阳，肝脾并治；观患者舌象，尚有肺热，加炙枇杷叶以润肺燥；患者无胸胁满微结之证，遂去软坚散结之牡蛎。现代该方常用于肠易激综合征、胃食管反流、便秘、肝炎、失眠、焦虑症、抑郁症、头痛、糖尿病、糖耐量受损、甲状腺功能亢进症、咳嗽、肺结核、膝骨关节炎、胃肠型感冒、月经期哮喘、原发性高血压、慢性心衰、心绞痛、痤疮、乳腺增生等病症的治疗。

三、上焦宣痹汤合栀子豉汤

病案：崔某，女，50岁。2023年1月16日初诊。

主诉：咽喉异物感1个月。

现病史：患者1个月前感染疫病后出现发热，全身肌肉酸痛，居家自行服用退热药后汗出热退，继而出现咽喉不利，于当地诊所对症处理后，症状未见明显改善，遂来求诊。

现症：咽喉异物感，咳吐少量白黏痰，伴嗳气，少腹胀满，纳眠可，二便调。舌脉：舌质淡，苔薄黄稍燥有颗粒，脉弦细。

中医诊断：喉痹。

辨证：余邪未尽。

方剂：上焦宣痹汤合栀子豉汤加减。

处方：淡豆豉15g，炒栀子12g，炙枇杷叶12g，射干12g，郁金10g，通草10g，生甘草10g，炒薏苡仁30g。10剂，水煎服，日1剂，早晚分温服。

1月30日二诊：服上方后诸症大减，述时有少腹部胀满，眠差，纳可，二便调。舌脉：舌质淡，苔薄白，脉弦。守上方加炒枳壳6g。继服10剂，病告痊愈。

按语：咽属上焦的一部分，如《灵枢·营卫生会》曰："上焦出于胃上口，并咽以上贯膈，而布胸中，走腋，循太阴之分而行，还至阳明，上至舌，下足阳明，常与营俱行于阳二十五度，行于阴亦二十五度一周也。"故凡属上焦部分的外感疾病所引起的胸部及咽喉部不适，张佩江教授常选用上焦宣痹汤以轻宣肃降化湿，此案合栀子豉汤宣发肺经郁热，加炒薏苡仁祛无形之痰湿。余邪得除，咽亦不受其扰，则咽自舒。二诊患者仍述少腹胀满，此为下焦气机痞塞，故予炒枳壳理气宽中，行气消胀。经张佩江教授临证，临床中上焦宣痹汤亦适用于咽部感觉异常者。

四、升降散

病案：张某，女，42岁。2022年12月24日初诊。

主诉：咽喉不利5天。

现病史：患者5天前感染疫病后出现咽喉不利，于当地诊所对症处理后，症状未见明显改善，遂来求诊。

现症：咽喉不利，无咳嗽，偶有口干，纳眠可，二便调。舌象：舌淡红，苔薄白。

中医诊断：喉痹。

辨证：热邪郁肺。

方剂：升降散加减。

处方：荆芥10g，防风10g，前胡12g，炒枳壳6g，僵蚕10g，蝉蜕12g，玉竹10g，天花粉20g。3剂，水煎服，日1剂，早晚分温服。

2023年1月16日二诊：服上方后症状大减，述时有自汗，口干。舌脉：舌质淡，苔薄白，脉细。询问病史，患者自述有糖尿病病史两年，平素口服盐酸二甲双胍缓释片控制血糖。守上方加浮小麦30g，天花粉15g。继服10剂，病告痊愈。

按语：升降散出自清代医家杨栗山《伤寒瘟疫条辨》，如杨氏谓："温病亦杂气中之一也，表里三焦大热，其证治不可名状者，此方主之。"该方以僵蚕为君药，"以清化而升阳"；臣以蝉蜕，"清虚而散火"；僵蚕合蝉蜕，"升阳中之清阳"，正如杨氏谓"君明臣良，治化出焉"；姜黄"辟邪而靖疫"；大黄"定乱以致治"；姜黄合大黄，"降阴中之浊阴"。升中有降，内外调和。此外，方中尚用黄酒为引，蜂蜜为导，以上行下达，可根据临证加减。炒枳壳易泻下之大黄以降气，患者津液已伤，去辛温之姜黄。加解表祛风之荆芥、防风。二诊患者述自汗，加浮小麦以固表止汗，天花粉以生津止渴。现代该方常用于发热、咳嗽、急慢性咽炎、急性化脓性扁桃体炎、复发性口腔溃疡、慢性荨麻疹、痤疮、支气管哮喘急性发作期、冠心病、脓毒症心肌损伤、高脂血症、特发性膜性肾病、原发性头痛、糖尿病周围神经病、类风湿关节炎、原发性肝癌栓塞后综合征、慢性乙型肝炎、急性胰腺炎等病症的治疗。

五、上焦宣痹汤、二陈汤

病案：李某，女，60岁。2023年1月11日初诊。

主诉：咽喉不利11天。

现病史：患者11天前感染疫病后出现恶寒、发热，自行服用退热药后大汗出，继而出现咽喉不利，于当地医院治疗后效果不佳，遂来就诊。既往有高血压病史。

2018年行甲状腺全切术，2023年1月于通化市中心医院诊断：①前降支中段壁冠状动脉（浅表型）；②心包积液。

现症：咽喉不利，自述胸骨后发热、刺痛，伴汗出，偶有心慌，口干，纳眠可，二便调。舌脉：舌淡，苔根薄，中部黄腻，脉弦滑。

中医诊断：喉痹。

辨证：湿阻气郁。

方剂：上焦宣痹汤加减。

处方：炙枇杷叶12g，射干10g，炒栀子12g，淡豆豉12g，桔梗12g，生甘草24g，通草10g，炒苍术9g，瓜蒌皮10g。3剂，水煎服，日1剂，早晚分温服。

1月15日二诊：服上方后汗出减少，咽喉不利减轻，仍有胸骨后灼热感。舌象：舌淡红，苔白偏腻。处方：生白术15g，法半夏10g，煨干姜10g，茯苓20g，陈皮6g，木瓜10g。5剂，水煎服，日1剂，早晚分温服。5剂后回访，患者自述胸骨后灼热感消失，偶有汗出，余无不适。

按语：该病为痰湿阻滞气机，邪无出路，上焦宣痹汤为吴鞠通"苦辛通法"的代表方，功能宣通气机，兼以燥湿化痰。张佩江教授常用该方加减治疗喉痹。患者咽痛，故首诊加入桔梗汤以清热解毒；加炒栀子与方中淡豆豉合为栀子豉汤，以宣发郁热；患者湿热，去苦寒之郁金；加瓜蒌皮以清肺涤痰，宽胸散结；加苍术健脾燥湿。二诊时患者咽喉不利减轻，汗出减少，可见湿热已减，气机已运，故以二陈汤燥湿化痰，去甘缓之甘草，加入煨干姜以温里，生白术健脾以运水湿，加木瓜和胃化湿。

第五节　肺瘅

栀子豉汤

病案：张某，女，44岁。2023年1月12日初诊。

主诉：间断胸闷1个月。

现病史：患者1个月前感染疫病后出现发热，居家自行服用退热药后汗出热退，继而出现胸闷，于当地诊所对症处理后症状未见明显改善，遂来求诊。

现症：胸闷，偶有胸痛，心悸，眠差，晨起干呕，纳可，二便调。舌脉：舌质淡，苔薄白有颗粒，脉弦滑。

中医诊断：肺瘅。

辨证：余邪未尽。

方剂：栀子豉汤加减。

处方：淡豆豉15g，炒栀子12g，玉竹10g，茯神20g，急性子10g，炒酸枣仁20g。7剂都进，病告痊愈。

按语：患者感染疫病后，出现"胸闷，偶有胸痛，心悸"，病在胸中，为余邪未尽，热扰胸膈，故方予栀子豉汤宣发胸膈之郁热；急性子味苦，性微温，有"透骨通窍"（《本草纲目》）之功，胸闷、心前区疼痛用之有奇效；玉竹养阴而不留邪；加茯神、炒酸枣仁宁心安神。

第六节　胃痞

一、芩连二陈汤

病案：郭某，女，41岁。2023年1月30日初诊。

主诉：胃脘部胀满1个月。

现病史：患者1个月前感染疫病后出现发热，咽痛。居家自行服用退热药后，汗出热退，继而出现胃脘部胀满，于当地诊所对症处理后，症状未见明显改善，遂来求诊。自述于当地医院查胸部CT示：双肺胸膜下毛玻璃阴影。

现症：胃脘部胀满，伴呃逆，汗出，时有胸痛，纳眠可，二便调。舌脉：舌质淡，苔白偏腻，脉左弦细，右沉细。

中医诊断：胃痞。

辨证：痰浊中阻。

方剂：芩连二陈汤加减。

处方：陈皮6g，法半夏9g，茯苓20g，生甘草10g，炒莱菔子30g，玉竹10g，黄连6g，黄芩10g。6剂，水煎服，日1剂，早晚分温服。

2月3日二诊：服上方后症状大减，述食后胃胀，纳眠可，二便调。舌脉：舌体胖大，舌质淡稍暗，舌苔偏腻，脉弦细。守上方加炒枳实6g，醋鳖甲10g（先煎）。继服6剂，病告痊愈。

按语：患者胃脘部胀满，可为实，可为虚，本案结合患者影像及舌象，当属有形之痰浊阻于胸腹。二陈汤燥湿化痰，理气和中；加玉竹养阴，防化痰药物之燥，质润又不留邪；炒莱菔子消食除胀，降气化痰；加入黄芩、黄连名为芩连二陈汤，可清热化痰。二诊患者食后胃胀，加炒枳实化痰散痞，醋鳖甲软坚散结，增强祛痰效果。

二、大柴胡汤

病案：李某，女，78岁。2023年1月6日初诊。

主诉：食欲不振20天。

现病史：患者20天前感染疫病后出现发热，恶寒，居家自行服用退热药后汗出热退，继而出现食欲不振，于当地诊所对症处理后，症状未见明显改善，遂来求诊。既往有高血压病史。

现症：食欲不振，伴口苦，视物模糊，眠可，时有便溏，小便调。舌脉：舌质红，少苔，脉细数。

中医诊断：胃痞。

辨证：肝胃不和。

方剂：大柴胡汤加减。

处方：柴胡6g，酒黄芩10g，天花粉12g，炒白芍9g，炒枳实5g，干姜12g，党参15g，生甘草6g，生姜3片，大枣5枚。7剂，水煎服，日1剂，早晚分温服。

1月13日二诊：患者服上方后食欲改善，述易怒，背部不适，眠可，二便调。舌脉：舌质红，少苔，脉细。上方加炒白芍至15g，醋鳖甲10g（先煎）。继服10剂，病告痊愈。

按语：患者以食欲不振为主诉，病位在阳明，常人当壮热口渴，然因患者年高，正虚无力祛邪外出，邪扰阳明，则表现为食欲不振，结合"口苦，视物模糊，时有便溏"，当属虚中夹实之证。治疗当于攻中有补，兼和少阳。大柴胡汤和解少阳，泻下热结。结合此案患者便溏，故去泻下之大黄、芒硝；加天花粉清热泻火，生津止渴；加干姜温中散寒，党参益气。二诊患者易怒，加重白芍药量以养血柔肝；加醋鳖甲以散结，以缓解背部不适。

三、柴苓复元汤

病案：黄某，女，33岁。2023年1月10日初诊。

主诉：恶心、干呕伴头晕1个月。

现病史：患者1个月前感染疫病后出现发热，体温最高39℃，伴恶寒、咽痛、咳嗽、鼻塞、全身肌肉酸痛。服用退热药后，大量汗出后症状好转，继而出现恶心、干呕，伴头晕。2022年4月于当地医院查胃镜示：胆汁反流性胃炎。

现症：恶心，干呕，伴头晕，乏力，口渴多饮，小便频数，大便正常。舌脉：舌正红，少苔，脉弦细。

中医诊断：胃痞。

辨证：水蓄三焦。

方剂：柴苓复元汤加减。

处方：柴胡15g，黄芩10g，姜半夏10g，党参10g，桂枝15g，猪苓15g，生白术15g，茯苓20g，泽泻15g，生白芍15g，炙甘草10g，生姜3片，大枣5枚。7剂，水煎服，日1剂，早晚分温服。7剂都进，病告痊愈。

按语：柴苓复元汤由小柴胡汤、五苓散、桂枝汤组成。该方为黄煌教授依《伤寒论》所创，主要用以改善疫病感染后的体质，以及后遗的诸多不适症状。此案之方虽由小柴胡汤、桂枝汤、五苓散组成，然张佩江教授临证用该方时，常随症加减治疗，各有侧重，此案重在化气利水，故重用五苓散以利水渗湿，温阳化气；辅以小柴胡汤、桂枝汤和解表里。现代该方常用于治疗高血压、痤疮、失眠、眩晕、胸腔积液、肿瘤，以及多种自身免疫性疾病等。

第七节　胃痛

大柴胡汤

病案：李某，女，54岁。2023年1月13日初诊。

主诉：胃脘部胀痛1个月。

现病史：患者1个月前感染疫病出现发热，全身肌肉酸痛。居家自行服用退热药后汗出热退，继而出现胃脘部胀痛，于当地诊所对症处理后，症状未见明显改善，遂来求诊。

现症：胃脘部胀痛，伴嗳气，恶寒，纳可，入睡困难，大便不成形，日2~3次，小便调。舌脉：舌质淡，苔薄白，脉弦。

中医诊断：胃痛。

辨证：肝胃不和。

方剂：大柴胡汤加减。

处方：柴胡6g，酒黄芩10g，清半夏12g，炒白芍9g，炒枳实5g，干姜12g，醋延胡索10g，炒酸枣仁20g，生甘草10g，生姜3片，大枣5枚。15剂，水煎服，日1剂，早晚分温服。

1月30日二诊：服上方后胃脘部胀痛缓解，入睡困难缓解，述腹痛即泻，时有嗳气，纳可，小便调。舌脉：舌正红，苔薄黄，脉弦。辨证属湿热蕴肠证。处方：葛根12g，黄芩10g，黄连3g，生白术10g，生白芍10g，防风10g，陈皮6g，炙甘草10g。继服15剂病愈。

按语：患者感染疫病，处于恢复阶段，结合患者"胃脘部胀痛，伴嗳气"及脉象，属肝气犯胃之证。大柴胡汤和解少阳，内泻热结，为治疗少阳阳明合病之方。然患者大便不成形，与大柴胡汤证不符，故方药加减则应随证变化，使方证相符，故去泻下之大黄、芒硝；加干姜以温中散寒；醋延胡索行气止痛；炒酸枣仁宁心安神。二诊患者腹痛则泻，结合舌脉，辨为湿热蕴肠，肝气犯胃，方予葛根黄芩黄连汤合痛泻要方，以清利湿热，缓肝理脾止泻。

第八节　食积

龚氏儿科方

病案：刘某，女，13岁。2023年1月16日初诊。

主诉：（代诉）口中有异味1个月。

现病史：患儿1个月前感染疫病后出现发热，恶寒，体温最高40.2℃，居家自行服用退热药后汗出热退，继而出现口中异味，于当地诊所对症处理后症状未见明显改善，遂来求诊。家属述患儿近期查幽门螺杆菌阳性。

现症：口中异味，乏力，纳眠可，二便调。舌脉：舌质红有颗粒，苔白厚，脉滑。

中医诊断：食积。

辨证：乳食积滞。

方剂：龚氏儿科方加减。

处方：鱼腥草30g，鸡矢藤15g，隔山撬15g，炒枳壳6g，酒制大黄3g。10剂，水煎服，日1剂，早晚分温服。

2月3日二诊：服上方后口中异味缓解，述无不适。守上方继服15剂，病告痊愈。

按语：张佩江教授治疗小儿疾病时，常嘱其学生：小儿易暴饮暴食，贪凉食辣，饮食不当，脾胃易伤，常表现为食积、发热、泄泻，故小儿无虚证。上方出自四川名老中医龚志贤，龚志贤认为，小儿外感须通毛窍，或辛温解表，或辛凉解表，而水湿停滞则宜消导。故治小儿应遵循"以通为用"四字法则，如龚氏治疗小儿食积停滞，常用药为鱼腥草10～30g，马兰10～30g，鸡矢藤10～30g，隔山撬10～30g，车前草10～30g，该方消食与利水兼顾，药性和缓，不伤气血，临证可适当连服。张佩江教授结合临床实际，常选用鱼腥草、鸡矢藤、隔山撬为主药，随症加减。如大便不通、腹胀，酌加酒制大黄。二诊方药合拍，嘱续服以巩固疗效。现代该方常用于消化不良、小儿厌食、小儿咳嗽等病症的治疗。

第九节　头痛

一、柴胡桂枝干姜汤

病案：王某，男，61岁。2023年1月20日初诊。

主诉：反复头痛1个月。

现病史：患者1个月前感染疫病后出现发热，咳嗽，喑哑，居家自行服用退热药后汗出热退，继而出现头痛，于当地诊所对症处理后症状未见明显改善，遂来求诊。

现症：头痛，乏力，偶有咳嗽，咳吐白黏痰，多梦，纳可，大便干，1～2次/日，小便黄赤。舌脉：舌质淡，苔薄白有颗粒稍燥，脉弦滑。

中医诊断：头痛。

辨证：肝胃不和。

方剂：柴胡桂枝干姜汤加减。

处方：柴胡9g，黄芩12g，桂枝12g，干姜12g，煅牡蛎30g，天花粉20g，炒川楝子10g，甘松20g，生甘草10g，生姜10g，大枣10g。7剂，水煎服，日1剂，早晚分温服。

2月3日二诊：服上方后头痛、咳嗽缓解，大便正常，小便稍黄。舌脉：舌正红，少苔，脉弦。守上方加炒枳实6g。继服10剂病愈。

按语：柴胡桂枝干姜汤治少阳证兼太阴证之虚寒，但以少阳证为主。其治疗此案头痛，机制在于柴胡、黄芩可清少阳之火；干姜、桂枝、生甘草健运中阳，解表散邪；而煅牡蛎、天花粉清热生津，化痰饮结聚。加甘松开郁醒脾，炒川楝子疏肝泄热，二药配伍，使肝经郁热得泻，头痛自止。二诊患者头痛等症状缓解，加炒枳实以化痰散痞，巩固疗效。

二、沙参麦冬汤合赤豆当归散

病案：徐某，女，48岁。2023年1月12日初诊。

主诉：反复头痛1个月。

现病史：患者1个月前感染疫病后出现发热，体温最高39℃，伴恶寒，咽痛，咳嗽，全身肌肉酸痛。服用连花清瘟胶囊后汗出热退，继而出现头痛。2020年于当地医院查胃镜示：浅表性胃炎。

现症：头痛，遇冷加重，双眼痒痛不适，大便溏泄，日1次。舌脉：舌质淡，苔薄白有颗粒，脉弦细。

中医诊断：头痛。

辨证：余邪未尽。

方剂：沙参麦冬汤合赤豆当归散加减。

处方：北沙参20g，麦冬10g，荷叶15g，炒蔓荆子12g，当归20g，赤小豆30g。7剂，水煎服，日1剂，早晚分温服。7剂都进，病告痊愈。

按语：疫病后期，正气未复，则"头痛，遇冷加重""大便溏泄"，邪气余留，上犯眼目，则"双眼痒痛不适"。酌取沙参麦冬汤中之北沙参、麦冬以养阴清肺，荷叶透邪外出，加炒蔓荆子疏散肺经风热。患者眼部痒痛，加赤豆当归散以除湿清热。其中，赤豆当归散现代常用于白塞综合征、皮肤癌、混合痔、尿路感染、前阴疮肿、前列腺肥大等病症的治疗。

三、荆防败毒散

病案：张某，女，31岁，孕13周6天。2022年12月19日初诊。

主诉：头痛3天。

现病史：患者3周前感染疫病后出现咽喉疼痛，自行服用中成药玄麦甘桔颗粒及中药胖大海治疗，两天后咽痛缓解。患者3天前因外出受风后出现头痛，以两侧太阳穴为主，偶有低热，体温最高37.1℃，自行服用退热药物对乙酰氨基酚片，仍反复低热，恶寒，无汗，无咳嗽，咽部时有疼痛。既往有复发性口腔溃疡病史。

现症：头痛，以两侧太阳穴为主，反复低热，恶寒，无汗，咽部时有疼痛。舌象：舌质淡，花剥苔。

中医诊断：孕期头痛。

辨证：风邪阻络。

方剂：荆防败毒散加减。

处方：荆芥6g，防风6g，羌活6g，独活6g，黄芩12g，茯苓20g，淡豆豉15g，生甘草6g。两剂，水煎服，日1剂，早晚分温服。

12月21日二诊：患者服上药1剂后，头痛明显缓解（两侧太阳穴），偶伴后枕部疼痛，夜间背部及额头汗出。继服1剂告愈。

按语：此病案涉及张佩江教授临床问诊特色，患者起病以咽痛为主，对于咽痛患者，张佩江教授常询问其是否有口腔溃疡病史，以辨明其体质及病机。特别是对于舌质淡，苔白稍腻，或伴见咽痛，或有复发性口腔溃疡或下阴溃疡病史，或有皮肤黏膜损害的患者（包括胃肠黏膜、心脏和肺部等人体内部黏膜），此类患者大部分为湿热体质，病机为脾虚湿热，基于这一基本病机，首选甘草泻心汤，一般可十愈其九。上述当为久病，结合仲景"先解表，后治里""痼疾与卒病"的治则，此患者为新感风寒表证，邪气以风为主，取荆防败毒散以祛风散寒。其中荆芥、防风为祛风解表之药对，无论风寒、风热皆可用之。患者为孕妇，因方中桔梗可祛痰，又可排脓，前胡、枳壳降气，川芎活血行气，柴胡疏散、升举，遂减去其弊；加黄芩以清热安胎，淡豆豉宣发郁热，药简而力专。现代该方常用于瘾疹（寒冷性荨麻疹）、小儿流行性感冒、急性病毒性上呼吸道感染、甲型 H1N1 流感、流行性腮腺炎、牙痛（牙痛）、乳痈（乳腺结节）、乳蛾（小儿扁桃体炎）、麻疹、登革热等病症的治疗。

第十节　腰痛

余师愚治瘥后腰痛方

病案：刘某，女，36岁。2023年3月3日初诊。

主诉：腰痛伴低热半月。

现病史：患者半月前感染疫病后，出现反复低热，体温37.1～37.5℃，伴腰痛如杖，后背怕凉，腹中肠鸣，大便或干或溏，3～4次／日。半月前上述症状加重，于当地医院治疗，效果欠佳。患者产后6月余。

现症：腰痛如杖，后背窜冷气，伴低热，体温37.1～37.5℃，腹中肠鸣，纳眠一般，大便或干或溏，3～4次／日。舌象：舌淡，苔薄白而润。

中医诊断：发热。

辨证：热流下部，滞于经络。

方剂：余师愚治瘥后腰痛方加减。

处方：太子参20g，石斛12g，玉竹10g，木瓜12g，牛膝12g，续断12g，草薢12g，盐黄柏12g，威灵仙20g。7剂，日1剂，早晚分温服。7剂都进，病告痊愈。

按语：该方源于余师愚《疫疹一得》，如余师愚云："疫证失治于前，热流下部，滞于经络，以致腰膝疼痛，甚者起不能立，卧不能动，误作痿治，必成废人。宜本方小剂，加木瓜、牛膝、续断、草薢、黄柏、威灵仙。"这里的"本方"，指清瘟败毒饮，因其过于寒凉，非大热不可妄用，故张佩江教授仅取加用之药。从本案病因病机来说，产后多虚多瘀，结合上述症状，患者以虚寒为主，肾元亏虚，命门之火不能上达，则留于下焦，故上焦、中焦不温，故表现为腰痛如杖、后背窜冷气、腹中肠鸣等虚寒症状，然结合患者舌淡，苔薄白而润，兼有湿邪，故以法统方，以育阴清热、通络止痛为法。患者虽有湿，但此湿因虚所致，故仍以养阴为主，兼治湿邪。方中以太子参为君药，以益气生津；臣以石斛养胃津，玉竹养肺阴且不留邪；加木瓜、草薢、威灵仙祛湿舒筋活络；续断、牛膝补肝肾，强筋骨以治腰痛；热邪流于下部，故黄柏盐制以清热燥湿。

第十一节　眩晕

一、叶氏桑叶玉竹方

病案：葛某，女，57岁。2023年1月10日初诊。

主诉：头晕1个月。

现病史：患者1个月前感染疫病后出现恶寒、干呕，居家自行服药，服药后恶寒、干呕减轻，继而出现头晕，于当地诊所对症处理后症状未见明显改善，遂来求诊。

现症：头晕，咽干，咽痒，纳眠可，二便调。舌脉：舌质淡，苔薄白，脉细。

中医诊断：眩晕。

辨证：余邪未尽。

方剂：叶氏桑叶玉竹方加减。

处方：桑叶20g，桔梗12g，北沙参20g，玉竹10g，连翘15g（后下），芦根30g，炒冬瓜仁30g，生甘草10g。7剂，水煎服，日1剂，早晚分温服。

1月17日二诊：患者服上方后头晕改善，述时有咽干、咽痒，时有胸闷，纳眠可，二便调。舌脉：舌质淡，苔薄白，脉细。守上方去炒冬瓜仁，加天花粉15g，生薏苡仁30g，炒栀子12g。继服10剂病愈。

按语：在热病后期，常为阴津亏虚，余邪未尽，伤津耗液，故"咽干"，脉细再次印证阴亏之证，治疗当以养阴清热为要，张佩江教授常用此方加减，临床十愈其八九。二诊去甘寒之炒冬瓜仁，加天花粉生津除烦，生薏苡仁以清热祛湿，炒栀子清胸膈之余热。

二、二陈汤合左金丸

病案：王某，女，51岁。2023年1月13日初诊。

主诉：间断头晕20天。

现病史：患者20天前感染疫病后出现身痛，手足心出汗，于当地诊所对症处理后身痛症状改善，继而出现头晕，未予相关处理，今为求进一步诊疗，遂来求诊。

现症：头晕，乏力，纳眠可，二便调。月经先期，量可，色暗，白带正常。舌脉：舌质淡，苔薄白根腐，脉沉滑。

中医诊断：眩晕。

辨证：痰浊中阻。

方剂：二陈汤合左金丸加减。

处方：陈皮6g，法半夏9g，茯苓20g，生甘草10g，制吴茱萸3g，黄连6g，生白芍20g，炒酸枣仁20g，肉桂3g，茯苓20g。15剂，水煎服，日1剂，早晚分温服。

2月3日二诊：患者服上方后头晕减轻，述食后手心汗出，纳眠可，二便调。舌脉：舌淡有裂纹，苔薄白，脉沉细。守上方加盐黄柏12g。继服15剂，病告痊愈。

按语：此案以二陈汤燥湿化痰治疗眩晕，并不为奇，关键在于合入左金丸。此痰湿所致头晕，脾虚为标，而肝郁为本。肝郁则化火，肝郁则乘脾，故祛痰湿为治标，清泻肝火方为治病之根。去酸敛之乌梅，加肉桂引火归原；炒酸枣仁补养肝血；茯苓利水渗湿。二诊患者述有手心汗出，结合患者舌脉，辨为阴虚火旺，黄柏盐制入肾经，以除骨蒸。其中左金丸现代常用于慢性胃炎、慢性萎缩性胃炎、消化性溃疡、幽门梗阻、反流性食管炎、急慢性胆囊炎、胆结石、早期肝硬化、急性阑尾炎术后肠粘连肠梗阻、胃肠功能紊乱、顽固性便秘、小儿口腔炎、痛风、皮肤变应性血管炎、妊娠恶阻等病症的治疗。

第十二节　耳鸣

柴苓复元汤

病案：姚某，男，55岁。2023年1月12日初诊。

主诉：间断耳鸣1个月。

现病史：患者1个月前感染疫病后出现发热，头痛，居家自行服用退热药后汗出热退，继而出现耳鸣，于当地诊所对症处理后症状未见明显改善，遂来求诊。

现症：耳鸣，咳嗽，咳吐少量白黏痰，恶寒，自汗，纳眠可，小便不利，大便正常。舌脉：舌质淡嫩有颗粒，苔薄白，脉左弱右弦。

中医诊断：耳鸣。

辨证：营卫不和，水蓄膀胱。

方剂：柴苓复元汤加减。

处方：柴胡9g，黄芩9g，姜半夏10g，太子参15g，炙甘草6g，桂枝15g，生白芍15g，猪苓15g，生白术15g，茯苓15g，泽泻15g，生姜3片，大枣5枚。3剂，水煎服，日1剂，早晚分温服。

1月31日二诊：服上方后诸症皆减，述眠差，余未述不适。舌脉：舌质淡，少苔，脉沉细。守上方加炒酸枣仁20g。继服15剂，病告痊愈。

按语：患者处于恢复期，遗留症状较多，"咳嗽、咳吐少量白黏痰，恶寒，自汗"，为营卫不和之证；"耳鸣"为水气上犯清窍所致，"小便不利"为膀胱气化不利，辨为营卫不和，太阳蓄水证。故方予柴苓复元汤，以分利阴阳，调和营卫，和解少阳。小柴胡汤合桂枝汤可和解表里，五苓散调水液痰湿。综合患者临床症状，仍有太阳中风表虚之证，合膀胱气化失司之证，方宜柴苓复元汤加减。二诊患者眠差，加炒酸枣仁以宁心安神。

第十三节　不寐

一、柴苓复元汤

病案：侯某，男，52岁。2023年1月13日初诊。

主诉：失眠1个月。

现病史：患者1个月前感染疫病后出现发热、咳嗽，居家自行服用退热药后汗出热退，继而出现失眠、便秘，于当地诊所对症处理后症状未见明显改善，遂来求诊。平素性格较急躁。

现症：入睡困难，多梦易醒，盗汗，夜间偶有咳嗽，口干、口苦，纳差，便秘，3～5日／次。舌脉：舌质红，苔薄白，脉弦细。

中医诊断：不寐。

辨证：肝胃不和。

方剂：柴苓复元汤。

处方：柴胡10g，黄芩9g，姜半夏10g，太子参20g，炙甘草5g，桂枝15g，生白芍15g，猪苓15g，生白术15g，茯苓15g，泽泻15g，生姜3片，大枣5枚。7剂，水煎服，日1剂，早晚分温服。7剂都进，病告痊愈。

按语：此案中小柴胡汤和解少阳，以泻肝胆之火，方中人参易为太子参，以益气生津润肺；加入桂枝汤既可调和营卫，又可调运中阳。而五苓散主入下焦，但兼运中州，故与桂枝汤相合，中阳一运，则大便自调，上无肝火之扰，则胃和卧安。

二、二陈汤合左金丸

病案：张某，女，25岁。2023年1月7日初诊。

主诉：入睡困难两年余，加重1个月。

现病史：患者述入睡困难两年余，1个月前因感染疫病，出现发热，体温最高38.5℃，体温降至正常后，失眠加重。

现症：入睡困难，时有腹胀，肢体困重，纳可，大便1~2日/次，质黏。舌象：舌质淡，苔白根腐。

中医诊断：不寐。

辨证：痰湿中阻。

方剂：二陈汤合左金丸加减。

处方：橘红6g，法半夏9g，茯苓20g，生甘草10g，制吴茱萸3g，黄连3g，炒白芍20g，炒酸枣仁20g。7剂，水煎服，日1剂，早晚分温服。

1月14日二诊：服上方后，患者入睡困难改善，舌苔已减去大半，述服药后大便不成形，守上方去炒白芍，续服15剂，病告痊愈。

按语：张佩江教授善于从舌苔辨治痰湿，此患者舌根腐，属痰湿之象，方用二陈汤以燥湿化痰。而痰湿日久，郁而化热，往往借肝胆之火上扰清窍，故加左金丸以清泻肝火，断其通路。而炒白芍、炒酸枣仁为对药，清代陈士铎《辨证录》收载有肝胆两益汤，炒白芍微寒，可泻脾热，酸收之性可止腹痛，止水泻，收肝气，调养肝脾经血；炒酸枣仁既能入心，亦能同炒白芍共入胆经，补养肝胆之血，肝胆旺，则肾水足，则可疗心肾不交之不寐。二诊患者大便不成形，故去苦寒之炒白芍。

第十四节　乏力

一、柴苓复元汤

病案：刘某，男，39岁。2023年1月16日初诊。

主诉：乏力1个月。

现病史：患者1个月前感染疫病后出现发热、恶寒，居家自行服用退热药后汗出热退，继而出现乏力，于当地诊所对症处理后症状未见明显改善，遂来求诊。既往有口腔溃疡病史。

现症：乏力，腰痛，晨起口苦。舌脉：舌质淡，苔薄白有颗粒，脉沉细。

中医诊断：虚劳。

辨证：肾气亏虚。

方剂：柴苓复元汤加减。

处方：柴胡9g，黄芩10g，姜半夏12g，党参10g，桂枝15g，生白芍15g，猪苓12g，生白术15g，茯苓20g，泽泻12g，生姜3片，大枣5枚。10剂，水煎服，日1剂，早晚分温服。

2月3日二诊：患者服上方后乏力改善，述仍有口腔溃疡，双下肢水肿。舌脉：舌淡，苔薄腻，脉沉细。辨证为脾虚湿困。处方：清半夏20g，黄芩10g，黄连3g，干姜12g，党参15g，生甘草20g，黄芪50g，淡豆豉20g，生白术 15g，防己 20g。继服 10 剂，病告痊愈。

按语：患者为感染疫病后出现乏力，予常规使用柴苓复元汤以和解表里，分利阴阳。然患者服药后乏力改善，口腔溃疡不减，反增双下肢水肿，此为脾虚湿阻，脾主四肢，脾虚则津液失运。故从患者体质入手，予甘草泻心汤加减，患者双下肢水肿，去温补之大枣；合防己黄芪汤以益气健脾利水，加淡豆豉以宣发郁热。

二、桂枝加厚朴杏子汤

病案：王某，女，54 岁。2023 年 1 月 13 日初诊。

主诉：乏力 1 个月。

现病史：患者 1 个月前感染疫病后出现发热、恶寒，自行服用退热药后大汗出，继而出现乏力、心慌，于当地诊所对症处理后症状未见明显改善，遂来求诊。既往双侧甲状腺切除术后 8 年余。

现症：乏力，自汗，善太息，自述时有心慌，偶有咳嗽，纳可，眠差，二便调。舌脉：舌质淡红，苔薄白，脉沉细。

中医诊断：虚劳。

辨证：营卫不和，肺气失宣。

方剂：桂枝加厚朴杏子汤加减。

处方：桂枝 20g，生白芍 20g，太子参 20g，炒苦杏仁 10g，姜厚朴 6g，炙甘草 10g，五味子 10g，炙远志 10g，生姜3片，大枣5枚。7剂，水煎服，日1剂，早晚分温服。

1月20日二诊：患者服上方后乏力、心慌明显改善，述时有胸闷，余无不适。舌脉：舌质淡红，苔薄白，脉沉细。守上方加麦冬10g，茯神20g，甘松20g。9剂，水煎服，日1剂，早晚分温服。

按语：本案属于疫病治疗误汗后救治之法。患者主诉不在咳嗽，而在乏力、自汗，乃营卫不和之象，故以大剂量桂枝汤外调营卫，内调气血，使阴平阳秘，精神内守。桂枝汤源于伊尹的《汤液经》，该方本为食疗方，张仲景在其基础上将其发展为桂枝汤，有调和营卫、燮理阴阳之功。此案加姜厚朴、炒苦杏仁降逆气以止咳；加太子参以生津润肺；五味子一方面可酸收止汗，另一方面可合太子参、生姜、大枣、炙甘草，寓生脉饮之意以养心之气阴；稍加炙远志以交通心肾，安神定志。二诊时患者诸症大减，药已中的，守方加入麦冬以养阴，茯神加强安神作用；现代药理研究认为，甘松具有镇静、抗癫痫、抗惊厥，促神经生长，改善认知能力，抗抑郁，保护心肌细胞的作用，故加甘松以改善患者心慌症状。现代该方常用于支气管哮喘、咳嗽、咳嗽变异性哮喘、急慢性支气管炎、慢性阻塞性肺疾病、慢性肺心病、急性心力衰竭等病症的治疗。

第十五节　汗证

一、桂枝汤

病案1：卢某，男，50岁。2023年1月16日初诊。

主诉：自汗1个月。

现病史：患者于2022年12月12日感染疫病后出现发热，居家自行服用退热药后汗出热退，但反复汗出，未予相关治疗，为求进一步诊疗，遂来求诊。

现症：自汗，汗出淋漓，偶有咳嗽，咳吐少量白痰，流清涕，纳眠可，二便调。舌脉：舌质淡红，苔薄白腻，脉弦滑。

中医诊断：自汗。

辨证：营卫不和。

方剂：桂枝汤加减。

处方：桂枝15g，生白芍15g，浮小麦30g，炙甘草10g，炒薏苡仁30g，炒苍耳子10g，生姜3片，大枣5枚。10剂，水煎服，日1剂，早晚分温服。

1月30日二诊：患者服上方后汗出明显改善，偶有恶寒，口干，纳眠可，二便调。舌脉：舌质淡红，苔薄白，脉细。守上方去炒苍耳子，加北沙参20g，麦冬10g，五味子10g。继服5剂，病告痊愈。

病案2：李某，男，33岁。2023年1月17日初诊。

主诉：自汗1周。

现病史：患者1周前感染疫病后出现发热，体温最高39.3℃，伴恶寒，头痛。自行服用布洛芬缓释胶囊后热退，继而出现汗出，未予相关治疗，为求进一步诊疗，遂来求诊。

现症：自汗，活动后加重，乏力，眠差，大便不成形，日1次，小便黄赤。舌脉：舌正红，苔薄白，脉弦滑。

中医诊断：自汗。

辨证：营卫不和，余邪未尽。

方剂：桂枝汤合栀子豉汤加减。

处方：桂枝15g，生白芍15g，炒薏苡仁30g，淡豆豉20g，炒栀子12g，生甘草10g，生姜3片，大枣5枚。7剂，水煎服，日1剂，早晚分温服。7剂都进，喜告病愈。

按语：清代徐彬《金匮要略论注》云："桂枝汤，外证得之，解肌和营卫；内证得之，化气调阴阳。"故中阳虚弱所致咳嗽，桂枝汤亦可用之。桂枝味辛，性温，温通经络，而生白芍味苦、酸，归肝、脾经，两药相伍，散中有收，使药力持久，以温脾阳。生姜、大枣补脾和胃，益气生津。值得一提的是，经方有着严格的药物配比，如桂枝与生白芍比例为1∶1。病案1加浮小麦以增强敛汗之力，炒薏苡仁炒用以健脾渗湿，炒苍耳子以通鼻窍。二诊时患者汗出改善明显，但时有恶寒，口干，炒苍耳子味辛、苦，性温，恐伤阴，遂减之；加生脉散以益气生津，敛阴止汗，患者自述口干，故人参易为北沙参，以养阴清肺，益胃生津。病案2合栀子豉汤以宣发郁热，加炒薏苡仁以健脾止泻。故自汗当分清病理之汗、生理之汗及药汗，因外邪或内伤后，在静坐下所引起的汗出，为病理之汗；因活动或紧张后出汗为生理之汗；因服用发汗药物等促进人体出汗的则属药汗。本案为患者感受外邪而出现自汗，故可从伤寒辨治，用调和营卫之法。

二、甘草泻心汤合赤豆当归散

病案： 石某，女，48岁。2023年1月15日初诊。

主诉： 自汗1个月。

现病史： 患者1个月前感染疫病后出现发热、恶寒，居家自行服用退热药后汗出热退，继而出现自汗，动则加剧，于当地诊所给予小柴胡颗粒合玉屏风散，效果不佳，后服用桂枝加附子汤后症状稍缓解，今为求进一步诊疗，遂来求诊。

现症： 自汗，动则加剧，有少量脓绿色痰，口干，口腔溃疡，双目干涩，大便不成形，纳眠可，小便调。舌象：舌质暗红边有齿痕，苔薄白腻。既往有飞蚊症病史。

中医诊断： 自汗。

辨证： 脾虚湿阻。

方剂： 甘草泻心汤合赤豆当归散加减。

处方： 清半夏20g，黄芩10g，黄连3g，干姜12g，党参 15g，当归 20g，赤小豆 30g，金荞麦 20g，炒栀子 12g，生甘草 20g，大枣 5 枚。7 剂，水煎服，日 1 剂，早晚分温服。

1 月 26 日二诊：患者服上方后自汗缓解，余无不适。舌象：舌红，苔薄黄腻。处方：陈皮 6g，法半夏 9g，茯苓 20g，生甘草 6g，炒薏苡仁 30g，浮小麦 30g。继服 7 剂，病告痊愈。

按语：结合患者病史及临床症状，甘草泻心汤证辨证明确。患者有飞蚊症病史，属中医学"云雾移睛"范畴，亦属脾虚湿阻所致。而赤豆当归散功能除湿解毒排脓，张佩江教授临床常用其治疗眼干、眼涩、眼痒等症，临床效果显著；加金荞麦以清热解毒，排脓祛瘀；炒栀子以增强清热利湿之功。二诊患者自汗缓解，舌红，苔薄黄腻，辨为痰浊中阻证，选用二陈汤以燥湿化痰。患者痰湿较重，去酸敛之乌梅；大便不成形，加炒薏苡仁以健脾止泻，祛无形之痰湿；加浮小麦以益气固表止汗，以防伤阴。

三、生脉饮合百合地黄汤合甘麦大枣汤

病案 1：刘某，女，47 岁。2023 年 2 月 6 日初诊。

主诉：间断盗汗两月，加重 5 天。

现病史：患者两月前感染疫病后出现恶寒、发热，自行服用退热药后大汗出，继而出现盗汗，于当地诊所对症处理后，症状未见明显改善，遂来求诊。

现症：盗汗，纳可，眠差，入睡困难，便秘，3~4日一次。平素月经规律。舌脉：舌正红，苔薄白干，脉沉细。

中医诊断：盗汗。

辨证：余热未尽，心火内炽。

方剂：生脉饮合百合地黄汤合甘麦大枣汤加减。

处方：百合15g，生地黄15g，生甘草6g，浮小麦30g，太子参20g，麦冬12g，黄连6g，竹叶15g，茯苓15g，莲子心10g。10剂，水煎服，日1剂，早晚分温服。

2月10日二诊：患者服上方后盗汗明显减少，睡眠改善，大便正常。述背部时有划痕，手足心汗出，手指关节起水疱，纳可，小便调。舌脉：舌淡稍红，苔薄白而润，脉细。辨证属湿蕴肌肤证，予麻黄连轺赤小豆汤加减（"连轺"宋本《伤寒论》注为"连翘根"，张佩江教授临证常用连翘代替）以解表散邪，清热除湿。处方：桂枝9g，生白芍9g，连翘15g（后下），赤小豆20g，凌霄花12g。6剂，水煎服，日1剂，早晚分温服。药后回访，患者述诸症皆缓解，手心汗出、手指关节水疱已愈。

按语：本案患者之盗汗为疫病感染后并发症。初起之时，外感疫毒侵袭肺卫，正邪交争，出现恶寒、发热，服用退热药后汗出热退，但余热未尽，日久损伤阴液。余热伤及营卫，营卫失和，故而汗出。本案患者一方面因误汗而伤阴，另一方面患者素有便秘病史，肺与大肠相表里，肠燥少津，间接影响肺的功能，肺主皮毛，加之阴虚，故见盗汗。《素问·宣明五气》云："五脏化液，心为汗。"汗出日久，伤及心阴，阴损及阳，扰动心神，故见眠差、舌尖红。张佩江教授认为，此病属疫病范畴，法当从温病寻取。《重订广温热论·温热遗症疗法》曰："瘥后自汗、盗汗虽皆属虚候，然温热瘥后，多由余热未清，心阳内炽，以致熏蒸燔灼，津液外泄而汗出。慎勿骤补峻补。苦坚清养为宜。苦坚：如当归六黄汤加减，以育阴泻火固表；清养：如西洋参、生地、麦冬、黄连、甘草、小麦、百合、竹叶、茯苓、莲子心之类，择而为剂可也。"张佩江教授选百合地黄汤养心润肺，益阴清热；黄连、莲子心、竹叶可增强清心之力；麦冬、太子参可增强生地黄养阴之力；生甘草、浮小麦既可养心安神，又能固表止汗；茯苓健脾宁心；诸药合用，证机相符，故二诊时患者盗汗大减，舌苔有津，可见余热已去，阴液渐复。患者背部时有划痕，手足心汗出，手指关节起水疱，为湿蕴肌肤，如《伤寒论》第262条曰："伤寒，瘀热在里，身必黄，麻黄连轺赤小豆汤主之。"但患者汗出日久，恐麻黄发汗太过，故取桂枝、生白芍以调和营卫替代麻黄，凌霄花活血利水，药虽少，证机相符，故而疗效满意。

病案2：杨某，女，40岁。2023年2月17日初诊。

主诉：自汗两月余。

现病史：患者于2022年12月11日感染疫病后，出现低热、身痛，自行服用退热药后大汗出，继而出现自汗、乏力，于当地诊所对症处理后，症状未见明显改善，遂来求诊。

现症：乏力，汗出，动则加剧，身痛，时有恶寒，纳眠一般，二便调。舌脉：舌质淡，苔薄白有颗粒，脉弦滑。

中医诊断：自汗。

辨证：余热未尽，心火内炽。

方剂：生脉饮合百合地黄汤合甘麦大枣汤加减。

处方：百合15g，生地黄15g，生甘草6g，浮小麦20g，太子参20g，麦冬15g，黄连6g，茯苓20g，莲子心15g。7剂，水煎服，日1剂，早晚分温服。

2月27日二诊：患者服上方后汗出明显减少，身痛减轻，自述"有上火感觉"。舌脉：舌淡红，苔薄白，脉细。守上方加白茅根30g。7剂，水煎服，日1剂，早晚分温服。药后患者汗出、身痛、乏力进一步改善，随后坚持调治月余，诸症悉除。

按语：该患者自汗为余热迫津外出所致，张佩江教授按照《重订广温热论·温热遗症疗法》治疗自汗、盗汗之法治之，即异病同治。证机相符，故二诊汗出明显减少，身痛减轻，自述"有上火感觉"，药已中的，故加入白茅根清热利尿，给邪以出路。患者药后症状基本缓解，继续守方加减巩固治疗，诸症皆愈。

四、桂枝加龙骨牡蛎汤

病案：王某，女，62岁。2023年1月9日初诊。

主诉：盗汗20天。

现病史：患者20天前感染疫病后出现恶寒、发热，自行服用退热药后大汗出，继而出现盗汗，于当地诊所予中药汤剂当归六黄汤加减治疗，症状未见明显改善，遂来求诊。

现症：盗汗，汗后身凉，偶有夜间咳嗽，纳眠一般，二便调。舌脉：舌质淡，苔薄白根腐，脉沉细。

中医诊断：盗汗。

辨证：营卫不和，阴阳两虚。

方剂：桂枝加龙骨牡蛎汤加减。

处方：桂枝12g，生白芍12g，牡蛎30g（先煎），浮小麦30g，炙甘草10g，菟丝子10g，生姜3片，大枣5枚。7剂，水煎服，日1剂，早晚分温服。

1月16日二诊：患者服上方后汗出减少，余未述不适。舌脉：舌淡红，苔薄白，脉细。守上方加醋鳖甲10g（先煎），继服7剂，病告痊愈。

按语：《医学正传》云："盗汗者，寐中而通身如浴，觉来方知，属阴虚，营血之所主也。"又汗后身凉乃汗出伤阳，卫阳被伤，温煦不足，故此盗汗为阴阳两虚，治宜调和营卫。本案为救误之治。盗汗多为阴虚，前医误诊为"阴虚汗出"，故投以当归六黄汤乏效，结合"汗后身凉"及舌脉，当为阳虚失温之象，此为辨证之关键，张佩江教授以桂枝汤调和营卫为大法，合入牡蛎，为桂枝加龙骨牡蛎汤之意。此方为桂枝汤之变方，载于《金匮要略·血痹虚劳病脉证并治》，其曰："夫失精家，少腹弦急，阴头寒，目眩，发落，脉极虚芤迟，为清谷，亡血，失精。脉得诸芤动微紧，男子失精，女子梦交，桂枝加龙骨牡蛎主之。"张佩江教授认为，只要符合营卫不和、阴阳失调之病机，皆可用之。方中桂枝汤调和营卫，酌加牡蛎以潜阳补阴，合入浮小麦，寓牡蛎散之意以养阴止汗，加菟丝子温阳，固摄津液。二诊时患者汗出大减，脉细显示仍有阴伤，故守上方加入醋鳖甲以养阴。现代该方常用于心律失常、胃神经官能症、慢性非特异性肠炎、慢性结肠炎、白细胞减少症、瘾症、自主神经功能紊乱、慢性宫颈炎、更年期综合征、儿童多动症、脑动脉硬化症等病症的治疗。

五、二陈汤合小达原饮

病案：李某，女，49岁。2023年1月6日初诊。

主诉：盗汗3周。

现病史：患者3周前因感染疫病后出现发热，居家自行服用退热药后汗出热退，继而出现盗汗，于当地诊所对症处理后症状未见明显改善，遂来求诊。

现症：盗汗，烘热汗出，口干，鼻涕倒流，眠差易醒，纳可，二便调。舌脉：舌质淡红，苔黄厚浊，脉滑。

中医诊断：盗汗。

辨证：邪伏膜原。

方剂：二陈汤合小达原饮加减。

处方：陈皮6g，法半夏20g，茯苓20g，生甘草10g，藿香12g，炒苍术9g，姜厚朴6g，炒槟榔10g，草果10g，干姜9g，滑石粉20g（包煎），辛夷12g（包煎）。7剂，水煎服，日1剂，早晚分温服。

1月13日二诊：患者服上方后盗汗减轻，睡眠好转，余无不适。舌脉：舌质淡红，苔薄黄腻，脉滑。守上方加制吴茱萸3g，黄连6g。继服7剂，病告痊愈。

按语：《重订通俗伤寒论》云："膜者，横膈之膜；原者，空隙之处。外通肌腠，内近胃腑，即三焦之关键，为内外交界之地，实一身之半表半里也。"邪气阻于半表半里，欲达而不出，正邪交争，故盗汗。此时邪不在表，忌用发汗；热中夹湿，不能单纯清热；湿中有热，又忌片面燥湿。当以开达膜原、辟秽化浊为法。故方选二陈汤合小达原饮加减。其中，小达原饮具有散寒化湿、辟秽化浊、开达膜原之功，以"分消走泄"之法，治疗疫病感染初起，邪气尚微，外无症状者。加藿香以增强芳香化浊之功，苍术炒用增强健脾燥湿之力，干姜可温中散寒，滑石粉使湿从小便去，辛夷通鼻窍。二诊患者诸症减，但舌质淡红，苔薄黄腻，患者已至女子七七之年，"烘热汗出"与绝经前后诸证密切相关，此年岁当属"地道不通"，又女子以肝为养，肝血不足，复受外邪袭扰，故加左金丸以清泻肝经郁火。

六、栀子豉汤

病案：蔡某，男，59岁。2023年6月2日初诊。

主诉：间断寒战4月余。

现病史：患者2023年1月感染疫病后，出现盗汗，间断寒战，于当地医院治疗，疗效欠佳。自述平素基础体温偏低，常在36℃左右，近期查血常规示：白细胞减少（具体不详）。

现症：寒战，盗汗，纳眠可，二便调。舌脉：舌质淡，舌尖红，苔薄白，脉沉细稍数。

中医诊断：盗汗。

辨证：余邪未尽，心火内炽。

方剂：栀子豉汤加减。

处方：生栀子12g，淡豆豉20g，太子参20g，百合20g，玉竹10g，浮小麦30g。7剂，水煎服，日1剂，早晚分温服。

6月12日二诊：患者服上方，盗汗已愈。仍时有寒战（夜甚），每次持续2~7分钟，4~5次/日。舌脉：舌质淡，苔薄白，脉沉细。辨证属邪郁卫表证。守上方，加炒枳壳6g，薄荷3g（后下）。7剂，水煎服，日1剂，早晚分温服。药尽而愈。

按语：疫邪未尽，郁久化热，闭阻气机，阳气不得宣通，故见恶寒、寒战；患者以"盗汗"为主诉，观其兼症及舌脉，辨为火郁之证。张佩江教授遵赵绍琴之说，以宣发郁热为主，如赵氏谓："火郁可见形寒战栗。不论外感内伤，皆当先治其郁，俟郁解则愈。虽四肢逆冷，脉象沉伏，面色苍白，寒战如丧神守，然舌质红绛，糙老而干，尖部起刺是其征也。古人每以四逆散，切不可妄用四逆汤。以解郁为主，再医他邪。"故此案妙在不专止汗，而汗自愈。栀子豉汤出自《伤寒论》，功善清热除烦，宣发郁热。生栀子性寒，可引无形之邪下行，而淡豆豉可解表，宣发郁热，可透邪外出，给邪以出路，故汗自止。同时，张佩江教授治疗疫病始终不忘顾护津液，特别是疫病后期，患者前期或因病理之汗，或因药汗，已损伤阴液，阴病及阳，卫阳不固，则会出现恶寒、寒战等症，往往使疾病迁延难愈，故张佩江教授疫病后期遵叶氏之法，注重养阴，依此促进正气恢复。加太子参、百合以健脾益肺，益气生津；加玉竹养阴而不滞；浮小麦益气止汗。二诊患者盗汗愈，时有恶寒，少加轻清之品薄荷以透邪外出，炒枳壳行气，二药合用，气机转，邪有出路，则寒战自愈。

第十六节　粉刺

甘草泻心汤

病案：胡某，女，39岁。2023年1月16日初诊。

主诉：唇周成簇状丘疹1个月。

现病史：患者1个月前感染疫病后出现发热、恶寒，居家自行服用退热药后汗出热退，继而出现唇周成簇状丘疹，未予相关处理，今为求进一步诊疗，遂来求诊。2019年于河南省肿瘤医院行双侧乳腺结节切除术。2023年1月复查彩超示：双侧乳腺乳管扩张并内有低回声团，性质待定。既往有复发性口腔溃疡病史。

现症：唇周成簇状丘疹，数量较多，色暗，无自觉症状。双侧乳房疼痛，经前期加重，手足欠温，眠差，纳可，二便调。舌脉：舌质淡，苔薄白，脉弦滑。

中医诊断：粉刺。

辨证：脾虚湿阻。

方剂：甘草泻心汤加减。

处方：清半夏20g，黄芩10g，黄连3g，干姜12g，党参15g，生甘草20g，忍冬藤30g，土茯苓30g，旋覆花12g，茜草10g，荆芥10g，防风10g，当归12g，大枣5枚。10剂，水煎服，日1剂，早晚分温服。

2月3日二诊：患者服上方后唇周成簇状丘疹减少，双侧乳腺疼痛减轻，余未述不适。舌脉：舌质淡，苔黄厚，脉弦。守上方加炒薏苡仁30g，皂角刺3g。继服10剂痊愈。

按语：患者既往有复发性口腔溃疡病史，又有唇周簇状丘疹，结合舌脉，辨为甘草泻心汤证，方予甘草泻心汤以清热除湿；加忍冬藤、土茯苓以清利湿热；合旋覆花汤治妇人肝气横逆所致气机郁滞，方中旋覆花降胃气，茜草凉血活血以止痛，荆芥、防风以祛风，当归活血。二诊加炒薏苡仁以健脾祛湿，皂角刺消痈排脓。

第十七节　结节性红斑

栀子豉汤合麻黄连轺赤小豆汤

病案：吴某，女，34岁。2023年1月17日初诊。

主诉：复发性结节红斑1个月。

现病史：患者1个月前感染疫病后出现发热、咽痛，居家自行服用退热药后汗出热退，继而四肢出现结节性红斑，于当地诊所对症处理后症状未见明显改善，遂来求诊。既往有结节性红斑及口腔溃疡病史。

现症：四肢散发结节性红斑，质地较硬，伴压痛，口腔溃疡，咽痛，纳眠可，大便不成形，小便调。舌象：舌质红，有颗粒，苔白厚偏燥。月经量可，色鲜红，无痛经、血块。

中医诊断：瓜藤缠。

辨证：余邪未尽。

方剂：栀子豉汤合麻黄连轺赤小豆汤加减。

处方：淡豆豉20g，炒栀子12g，炙麻黄3g，赤小豆30g，连翘10g（后下），桔梗12g，生甘草10g，炒苦杏仁10g，生薏苡仁30g，玉竹10g，北沙参20g，升麻20g，白鲜皮20g，生姜3片。7剂，水煎服，日1剂，早晚分温服。

1月24日二诊：患者服上方后四肢结节性红斑结痂后消退，口腔溃疡缓解，余无不适。舌象：舌质红、有颗粒，苔薄白。守上方继服7剂而愈。

按语：结节性红斑属中医学"瓜藤缠"范畴，治疗需辨明其病因病机，对症治疗。栀子豉汤宣发郁热，合麻黄连轺赤小豆汤以增强宣肺解毒之功；加玉竹养阴以透邪外出，生薏苡仁健脾祛湿，重用升麻以清热解毒，白鲜皮以解毒，北沙参养肺阴，桔梗汤以解毒利咽。二诊患者病势已减，药已中的，续服以巩固疗效。其中麻黄连轺赤小豆汤，现代常用于肝炎、急性肾小球肾炎、肾病综合征伴胸腔积液、肾病水肿、荨麻疹、婴幼儿湿疹（奶癣）、血管神经性水肿、特发性水肿、急性痛风性关节炎、黄褐斑、肝肾综合征、急性肾盂肾炎、慢性肾炎急性发作、难治性肾病综合征、局灶节段硬化性肾小球肾炎、药疹、遗传变态反应性皮炎、变态反应性紫癜、自身敏感性皮炎、接触性皮炎、多形性日光疹、日光性皮炎、特应性皮炎、银屑病、异位性皮炎、水痘、带状疱疹、皮肤瘙痒症等病症的治疗。

第十八节　感复

乌梅丸

病案：柴某，男，26岁。2023年1月20日初诊。

主诉：鼻塞、流涕1个月。

现病史：患者1个月前因感染疫病后出现低热，居家自行服用消炎药后热退，继而出现鼻塞、流清涕，于当地诊所对症处理后症状未见明显改善，遂来求诊。

现症：鼻塞，流清涕，打喷嚏，口干，纳眠可，大便不成形，每日2～3次，小便调。舌脉：舌质淡，苔薄黄，脉弦。

中医诊断：感复。

辨证：寒热错杂。

方剂：乌梅丸加减。

处方：乌梅20g，干姜12g，花椒10g，黄连3g，白芷6g，炒苍耳子12g。9剂，水煎服，日1剂，早晚分温服。9剂都进，病告痊愈。

按语：乌梅丸出自《伤寒论·辨厥阴病脉证并治》和《金匮要略·趺蹶手指臂肿转筋阴狐疝蛔虫病脉证治》，原文记载："蛔厥者，乌梅丸主之。又主久利。"方由乌梅、细辛、干姜、黄连、当归、附子、蜀椒、桂枝、人参、黄柏10味药组成，适用于寒热错杂、肝旺脾虚之证。而此案蜀椒、黄连、乌梅为对药，系叶氏从仲景乌梅丸简化而来，酸以泻肝，苦、辛以通降胃腑，刚柔并济，并行不悖。而干姜味辛，性热，善温中祛寒，与黄连相伍，可治胃热脾寒之胃脘痛、大便溏泄、心下痞满者；加辛温之白芷，解表兼以透鼻窍；炒苍耳子味辛、苦，性温，入肺、肝、脾、胃四经，可散风湿、通鼻窍。现代该方常用于慢性胆囊炎、胆石症、消化性溃疡、糜烂性胃炎、不完全性肠梗阻、胃神经官能症、神经性呕吐等病症的治疗。

第十九节　痉证

升降散合芍药甘草汤、二陈汤

病案：陈某，女，41岁。2023年1月16日初诊。

主诉：自述睡眠时皱眉1年，加重半月。

现病史：患者1年前无明显诱因出现睡眠时皱眉，未予相关治疗，半月前感染疫病后皱眉加重，于当地诊所对症处理后，症状未见明显改善，遂来求诊。既往有反流性食管炎病史。

现症：睡眠时皱眉，晨起口中异味、口苦。纳眠可，矢气多，大便黏滞，不成形，日1次，小便正常。平素白带量多稍黄。舌脉：舌质淡，苔薄白腻有颗粒，脉沉细。

中医诊断：痉证。

辨证：肝风内动，兼痰湿中阻。

方剂：升降散合芍药甘草汤、二陈汤加减。

处方：陈皮6g，法半夏20g，茯苓20g，生甘草10g，炒栀子10g，炒牡丹皮12g，僵蚕10g，蝉蜕12g，炒白芍15g，瞿麦12g，萹蓄12g。10剂，水煎服，日1剂，早晚分温服。

1月20日二诊：患者服上方后，自述夜间皱眉减轻，述时有腹胀，矢气多，余未述不适。舌脉：舌淡红，苔白腻，脉沉细。守上方加炒白芍至20g，姜厚朴6g。继服6剂，病告痊愈。

按语：本案病机较为复杂，患者感染疫病后症状加重，虽已有半月，但余邪仍在，故当透邪外出。从局部来看，皱眉一症为患者局部肌肉痉挛所致，属中医学"痉证"范畴，从其表现来看属风，属阴血不足、筋失濡养；治法当以调理气机、柔肝养肝、燥湿化痰为主。方中僵蚕、蝉蜕其性主升，可息风止痉，而瞿麦、萹蓄均属利下之品，故仿升降散以升清降浊；合芍药甘草汤酸甘化阴，养阴柔筋，如《伤寒论译释》曰："芍药味苦，甘草味甘，甘苦合用，有人参之气味，所以大补阴血，血得补而筋有所养而舒，安有拘挛之患哉。"此痉属疫痉，王永炎认为该病具有"急""速""危""残"的特点，故基于前贤"治风先治惊，治惊先治痰，治痰先治热"之说，合二陈汤化中焦之痰浊，炒牡丹皮、炒栀子以清郁热。二诊时皱眉大减，腹胀与矢气为气滞之证，故于原方中将白芍加量，白芍炒用以防碍胃，加入姜厚朴行气消胀，同时佐制炒白芍酸敛引起的腹胀、胸满。其中，芍药甘草汤现代常用于腓肠肌痉挛、坐骨神经痛、顽固性呃逆、丛集性头痛、带状疱疹后遗神经痛、原发性痛经、面肌痉挛、不安腿综合征、糖尿病周围神经病变、横纹肌溶解症、儿童功能性腹痛、小儿秋季腹泻、慢性腰肌劳损、腰椎退性病变、颈椎病、前列腺增生、高催乳素血症、高尿酸血症、周围性面瘫、消化道溃疡等病症的治疗。

第二十节　阳痿

栀子豉汤合赤豆当归散

病案：陈某，男，34岁。2023年6月5日初诊。

主诉：性功能下降伴乏力1周。

现病史：患者1周前感染疫病后，出现发热伴身痛，体温最高38.5℃，居家服药后（具体不详）汗出热退，随后出现性功能下降。既往有糖尿病病史。

现症：性功能下降，乏力，眼干涩，咽腔充血，纳眠可，二便调。舌脉：舌体偏大，舌正红，苔薄白，脉细数。

中医诊断：阳痿。

辨证：余邪未清。

方剂：栀子豉汤合赤豆当归散加减。

处方：淡豆豉20g，炒栀子12g，当归20g，赤小豆30g，郁金10g，石菖蒲10g，路路通10g，玉竹10g。6剂，水煎服，日1剂，早晚分温服。

6月12日二诊：服上方后患者性功能下降、咽痛、眼干涩明显改善，述服药后偶有腹部不适，纳眠可，二便调。舌脉：舌淡，苔薄白，脉细数。守上方，加炮姜3g，女贞子10g，墨旱莲10g。7剂都进，病告痊愈。

按语：患者为感染疫病后，综合患者主要临床表现，结合咽喉及舌脉，辨为余邪未清，而非虚损。谨守病机，主方以栀子豉汤宣发郁热，辅以赤豆当归散清热渗湿，排解蕴毒。加对药郁金、石菖蒲，以芳香理气，开窍解郁；玉竹养阴而不留邪，为张佩江教授治疗疫病恢复期常用药；路路通味苦，性平，可通经络；诸药合用，共奏宣发理气、养阴通络之功。二诊患者主要症状改善，患者述腹部不适，为药物偏寒所致，炮姜辛、热，入脾、胃、肾经，既可温中，又可温下，故用之，如叶氏云："炮姜入肾助火，火在下谓之少火，少火生气，气充则中自温也。"女贞子与墨旱莲合用，即为二至丸，滋肝肾阴，张佩江教授认为，女贞子为冬至时节所采摘，此时一阳初动，而墨旱莲为夏至时节所采摘，此时为阴气微降，两者合用，得四季初生之阴阳，补益最佳。

附：无效反思医案

疫情肆虐，病毒迅速传播，给我国社会经济和人民群众的身体健康带来了前所未有的灾难。随着科技的进步，我们已经对病毒的形态有所了解，但对于其完整的特性仍在与之作斗争中探索。在发病后（发热、喉咙疼痛等症状）的治疗过程中，必须时刻记住这是病毒感染，并根据相应的治疗原则进行辨证论治，否则将无法取得好的效果。下面列举的一些病案按照常规辨证可能有效，但对于感染病毒后遗症的患者，则需要根据病毒感染的治疗原则来施治，才能取得显著疗效，这点值得我们深入思考。

病案1：病位不明，咳嗽忌过早敛咳。

乔某，女，22岁。2022年12月18日初诊。

主诉：咳嗽1周。

现病史：患者1周前或因受凉，出现咳嗽，肌肉酸痛，乏力。两天前出现发热，体温最高38.5℃，服用退热药后汗出热退。

现症：咳嗽夜甚，平躺则咳，口干，咽痒，无口苦。查体：右胁下压痛。舌象：舌质红，苔黄稍腻。

中医诊断：咳嗽。

辨证：少阳阳明合病兼厥阴病。

方剂：大柴胡汤加减。

处方：柴胡9g，酒黄芩10g，生白芍12g，炒枳实6g，党参15g，五味子10g，细辛3g，乌梅15g，生甘草10g，生姜3片，大枣5枚。7剂，水煎服，日1剂，早晚分温服。7剂都进，患者病情改善不明显。

按语：该患者以少阳阳明合病为主，方用大柴胡汤以和解少阳，内泻实热。然大便未结，去泻下之芒硝、大黄；里有郁热，遂去辛温之半夏；患者咳嗽夜甚，多兼寒邪，为厥阴病之寒热错杂，药用乌梅"敛肺涩肠，止久嗽泻痢"（《本草纲目》），细辛温肺化饮，五味子敛肺止咳，去辛温而无祛痰之桂枝、附子、蜀椒、干姜及苦寒之黄连、黄柏。然服药无效，究其原因如下：其一，右胁下压痛原因不仅在肝，为临床表象，结合患者病史"咳嗽夜甚，平躺则咳"，可考虑为肺部疾患引起的压痛。其二，五味子为仲景止咳必用药，如小青龙汤、射干麻黄汤、苓甘五味姜辛汤、厚朴麻黄汤等，五味子合干姜一收一散，得细辛以化水饮，治寒嗽寒喘，而该患者为热性咳嗽，故不能奏效。综合患者咳嗽，汗出，乏力及舌象，当为痰湿，应予二陈汤加减。

病案2：疫病退热应兼顾祛湿。

秦某，女，38岁。2022年12月22日初诊。

主诉：发热伴咽痛1天。

现病史：患者1天前感染疫病后出现发热，体温最高39.2℃，伴咽痛，头痛，全身肌肉酸痛，恶寒，恶心，乏力。晨起口服布洛芬缓释胶囊及抗病毒口服液，中午复测体温38.6℃。

现症：发热，伴咽痛，头痛，全身肌肉酸痛，恶寒，恶心，乏力。舌象：舌质淡，苔白厚腻。

中医诊断：发热。

辨证：外感寒湿，内有郁热。

方剂：《外台》葛根汤合麻杏石甘汤、桂枝汤加减。

处方：麻黄10g，桂枝12g，生白芍15g，炒苦杏仁10g，生石膏30g（先煎），淡豆豉30g，葛根30g，升麻6g，生甘草6g，大葱15cm（切段），大枣5枚，生姜3片。3剂，日1剂，水煎服，早晚分温服。

12月24日二诊：患者服药后发热不退，诸症不减，述汗出湿衣，恶寒，体温达39℃时，自行口服布洛芬缓释胶囊。舌象：舌质红，苔白厚腻。处方：藿香15g，炒苍术12g，黄芩12g，生薏苡仁15g，桔梗12g，葛根15g，炒槟榔12g，青蒿15g，炒苦杏仁12g，羌活12g，柴胡12g，生甘草10g。两剂，日1剂，水煎服，早晚分温服。两剂都进，病告痊愈。

按语：患者为郁热在里，乏力表明表已虚，再行发汗，更伤营卫，故服药后发热不退，表虚更甚，汗出淋漓以致湿衣。患者恶心，苔白厚腻，表明里之湿热甚于表虚，故初诊纯用发汗解表透热之药，未兼顾里之湿热，故表热去，而里热仍盛，故汗出热不去。二诊以侯氏感热方重用清热之品，从里达外，兼以辟秽化浊，故药证合拍，两剂则愈。

病案3：随证治之，动态调整。

王某，女，10岁。2023年1月7日初诊。

主诉：（代诉）咳嗽半月。

现病史：患儿半月前感染疫病后出现恶寒，发热，服退热药后继而出现咳嗽，咳痰。于当地诊所对症处理后症状未见明显改善，遂来求诊。

现症：咳嗽，咳白色泡沫样痰，昼轻夜甚，遇冷加重，伴咽干、咽痒，纳眠可，二便调。舌象：舌淡，苔薄白。

中医诊断：咳嗽。

辨证：外寒里饮。

方剂：小青龙汤加减。

处方：麻黄3g，桂枝10g，生白芍9g，干姜3g，五味子5g，细辛2g，鱼腥草15g，生甘草10g，款冬花10g。3剂，每日1剂，水煎服，早晚分温服。

1月9日二诊：患儿服上方后无效，仍咳嗽、咳痰，咽干、咽痒，纳眠可，二便调。舌象：舌淡尖红，苔薄白。处方：淡豆豉10g，炒栀子10g，僵蚕10g，生白芍12g，地龙5g，夏枯草6g。3剂，每日1剂，水煎服，早晚分温服。

1月13日三诊：患儿服上方后症状大减，偶有咳嗽，纳眠可，二便调。舌脉：舌淡尖稍红，苔薄白，脉细。嘱守上方续服9剂，日1剂，水煎服，早晚分温服。

按语：由本案可见，感染疫病后咳嗽并非常规之咳，常为寒热兼夹，治疗需寒温并用，并结合发病诱因、疫病特点、患儿体质及四诊，才能对症下药。小青龙汤的辨证要点：咳嗽，咳吐白稀黏痰，打喷嚏，或流清涕，痰鸣，或伴喘，遇冷则急发或加重，而无汗。患者初诊时，症状及舌脉均表现出外寒内饮、郁热转化之象，皆为小青龙汤的主要证候。患儿咽干、咽痒，去掉辛温之半夏；鱼腥草能清热解毒，消痈排脓；款冬花以润肺止咳化痰。如果患者未感染疫病，则据此进行辨证治疗，完全可以治愈。二诊时，患儿服药后仍然咳嗽，但观察舌脉，外寒已消除、痰饮已化，郁热外显。因此，尽管咳嗽病机未变，但疫毒仍在作祟。予栀子豉汤以清宣郁热，同时加入僵蚕，旨在散风热、宣肺气；加地龙以平喘；生白芍酸甘养阴，并有固收之效。患儿咳嗽呈阵发性，即顿咳，叶天士常在治疗中加入夏枯草，因为"太阳主表，表邪外入，则太阳有病，而恶寒发热矣，其主之者，味辛可以散表寒，味苦可以清热也"（《本草经解》）。三诊时，患儿咳嗽明显减少，建议继续服药以巩固疗效。该案最大的收获在于对疾病的辨证论治一定要因时、因人、因病制宜，特别是在疫情期间，"疫毒作祟"更需要全面考虑。

病案4：疫病后期应注重清透余邪。

王某，女，84岁。2023年1月7日初诊。

主诉：反复低热半月。

现病史：患者半月前因感染疫病，出现发热，体温最高38.6℃，3天后汗出热退后，自感全身燥热、背部热甚，体温36.8～37℃。先后口服维C银翘片、小柴胡颗粒、双黄连口服液等药物，上述症状未见明显改善。2023年1月2日于当地医院查胸部CT示：肺气肿。血常规及C反应蛋白未见明显异常。

现症：低热，体温36.8～37℃，自感背部热甚，无汗，咽干，自感口咸，无咳嗽，无恶寒。舌脉：苔薄白稍燥，脉弦稍数。

中医诊断：发热。

辨证：余邪未尽，阴津耗伤。

方剂：叶氏桑叶玉竹方加减。

处方：淡豆豉20g，桑叶20g，玉竹10g，南沙参20g，石斛10g，葛根12g，连翘15g（后下）。7剂，水煎服，日1剂，早晚分温服。

1月14日二诊：患者述咽干改善，双侧大腿疼痛，精神欠佳，舌左侧有一新发溃疡。处方：清半夏12g，黄芩10g，黄连3g，干姜9g，太子参20g，肉桂3g，柴胡15g，生甘草20g，大枣5枚。7剂，水煎服，日1剂，早晚分温服。

1月17日三诊：患者仍自觉后背部发热甚、口咸，余症如前。舌象：舌质淡，苔白。辨证属阴虚内热。处方：熟地黄20g，龟甲胶15g，天冬10g，黄柏12g，知母20g，茯苓20g。3剂，水煎服，日1剂，早晚分温服。

1月19日四诊：患者口咸基本消失，背部发热如前。舌象：舌质淡，苔薄白。处方：熟地黄20g，阿胶10g（烊化），生白芍15g，天冬10g，茯神20g，羌活10g。6剂，水煎服，日1剂，早晚分温服。

1月27日五诊：患者低热改善，背部发热明显减轻，偶有口咸，纳眠可，起夜多。舌象：舌淡，苔白而润。辨证属余邪未清。处方：熟地黄20g，麦冬12g，青蒿10g，醋鳖甲10g（先煎），醋龟甲10g（先煎），石斛12g，山药20g。4剂，水煎服，日1剂，早晚分温服。

1月31日六诊：患者低热，自述体温昼高夜低，背部发热，恶热，口渴多饮，喜冷饮，口咸。精神较前略有改善。纳眠可，起夜多。大便成形，4～5次/日。舌象：舌淡嫩，苔薄白。处方：青蒿15g，醋鳖甲10g（先煎），玉竹10g，地龙5g，熟地黄20g，络石藤20g。4剂，水煎服，日1剂，早晚分温服。

2月4日七诊：患者昨日低热未再出现，口渴改善，背部发热较前减轻，仍有口咸，乏力。舌象：舌淡，苔燥。处方：守上方加山药20g，生薏苡仁30g，浮萍10g。3剂，水煎服，日1剂，早晚分温服。

2月16日八诊：患者背部发热基本消失，口咸，述胸前部稍热，夜尿减少，关节、脊柱疼痛，双下肢乏力。舌象：舌淡，苔少。处方：守上方加炒白扁豆20g。5剂，水煎服，日1剂，早晚分温服。

2月21日九诊：患者低热仍为昼高夜低，家属述患者体温中午为37.2℃，夜晚为36.5～36.8℃。未再述背部发热，仍有口咸。舌象：舌淡，苔薄白。处方：北沙参20g，麦冬12g，玉竹10g，炒白扁豆20g，茯苓15g，木瓜10g。4剂，水煎服，日1剂，早晚分温服。

2月25日十诊：患者再次出现背部发热，口咸，余未述不适。舌象：舌淡，苔薄白。处方：桂枝9g，生白芍9g，炒薏苡仁30g，葛根15g，炙甘草10g，大枣5枚，生姜3片。3剂，水煎服，日1剂，早晚分温服。

2月28日十一诊：患者背部发热基本消失，口咸，时有心悸。处方：桂枝9g，生白芍9g，炒薏苡仁30g，葛根15g，蒲公英3g，炙甘草12g，石斛10g，玉竹10g。7剂后回访，上述症状已好转。

按语：患者虽以低热为主，但观数次诊治，患者主要症状的发展、变化与低热关系密不可分。患者耄耋之年，本已肾阴枯槁，感染疫病后，又有汗出，津液进一步减少，且患者"自感背部热甚""咽干""自感口咸"，结合舌脉，辨证属余邪未尽，阴津耗伤。方予叶氏桑叶玉竹方，取方中主药桑叶、玉竹、南沙参以滋肺阴，加淡豆豉宣发郁热，加石斛以滋胃阴，加葛根以解肌退热，连翘疏散肺经风热。然因辨证不准，以至四诊患者主要症状改善仍不明显，故请教中国中医科学院广安门医院刘喜明教授，结合病史资料，刘喜明教授认为，该患者辨证当属肾阴亏虚，兼有余邪。凡有低热，皆有余邪，之前数次诊治所疏各方，虽大都从滋阴着手，但未考虑余邪作祟，因兼顾透邪外达，故病难愈。反观患者三诊以大补阴丸加减应用后，患者口咸基本消失，确属肾阴亏虚无疑，患者本已阴津不足，特别是疫病后期，余热未尽，耗伤肾阴，则会表现出口咸，而补肾阴，肾水渐复，则口咸自消。然纵观数次诊治，四诊之前以滋肺阴为主，故不效。至七诊，加入宣发郁热之浮萍，此药又可透邪外出，兼顾清余邪，患者背部发热才明显改善，可见在治疗疫病恢复期，滋阴固然重要，然不可拘泥于肺，更不可忽视清解余邪。余邪已清，诸症皆减，后以桂枝汤加减，调和营卫而收功。

编后记

手捧爱徒陈玉飞主编、即将印刷出版的《中医疫病经方临证实录》书稿，心中惴惴不安，感激与内心羞愧之情交集，不吐不快。

3年抗疫的艰辛和疫病对公共卫生应对的挑战历历在目，对我们中医人来讲，是挑战也是机遇；本人在正常工作按下暂停键期间，重温了《伤寒论》《金匮要略》和《温病条辨》，对战斗在一线的名医、大家提出的中医治疗疫病的理论依据和具体方案进行了认真研究，为抗疫策略调整后立即投入到临床实践打下了理论基础。经过远程会诊和开设长新冠专科门诊，2023年4月之前共积累了千余份病案，有了将这些病案实录下来的想法，其目的有三：一是有利于今后的教学及临床实践，二是在理论上进一步厘清伤寒与温病的实质，三是锻炼跟我门诊同道们的写作能力，从而带动大家理论水平的提高。

谨向中国中医药出版社的领导和编辑老师表达深深的谢意，对于我们团队出版设想的肯定与大力支持。同时，感激我的恩师李发枝先生对我近20年来的悉心教诲，使我受益匪浅。还要感谢书中所引用、参考文献的各位老师，是他们的学识与智慧为本书增添了光彩。此外，也要特别感谢河南中医药大学副校长彭新教授、河南理工大学副校长朱建光教授，在2023年年初时我们的一场学术争论中给予我的启发。最后，感谢为本书作序的首都医科大学附属北京中医医院院长刘清泉教授。同时，衷心感谢河南中医药大学及河南省中医院主管领导对本书出版的大力支持！

在编写期间，我又拜读了《中国历代名医医话大观》，详细研读了《怡堂散记》《冷庐医话》《医粹精言》《王孟英医案》等著作，深感先辈们的理论功底之深厚，以及医案解析之精妙。回过头来再审视本书的理论表述肤浅、医案记录不完整等诸多瑕疵之处，实在惭愧不已！唯有继续精心、专心、广博吸纳中医精华，方能解决传承问题，守正创新。

因此，我深感由衷之情，衷心感谢！有幸得以拜读拙作的各位，若能赐教，将不胜感激！

桃红李绿抗疫时，中医智慧治疾疫。喜贤达庭前医光耀，亨惠众人心意长。孙贤绍业传医道，新秀众多共奋斗。同仁携手谱华章，疫情防控展宏图。学子行思深思虑，心存敬畏医德高。衣钵恩情铭记间，医者使命永不忘。天行健，忠魂守护人民命，中医荣耀流传长。献拙作一首，附列于后，聊表心意：

三年疫战抗疫难，中医应对挑战多。

临证实录编成书，感激恩师与同道。

历代名医医话观，医案解析精妙好。

瑕疵之处深自愧，继续守正创新高。

衷心感谢赐教者，传承中医宝贵道。

癸卯年十一月

张佩江

主要参考书目

［1］张佩江，许二平. 跟国家级名老中医李发枝做临床［M］. 北京：中国中医药出版社，2022.

［2］李发枝. 李发枝方证辨证选录［M］. 北京：人民卫生出版社，2021.

［3］黄煌. 黄煌经方使用手册［M］.4版. 北京：中国中医药出版社，2020.

［4］娄莘杉. 娄绍昆经方医案医话［M］. 北京：中国中医药出版社，2019.

［5］叶天士. 临证指南医案［M］. 北京：中国中医药出版社，2008.

［6］张仲景著，李孝波主编. 伤寒论大字版教材［M］. 太原：山西科学技术出版社，2018.

［7］张杲、俞弁著，曹瑛、杨健校注.100种珍本古医籍校注集成：医说续医说［M］. 北京：中医古籍出版社，2013.

［8］吴普等述，戴铭、曹云、余知影点校. 神农本草经［M］. 南宁：广西科学技术出版社，2016.

［9］李中梓著，付先军、周扬、范磊等校注. 本草通玄［M］. 北京：中国中医药出版社，2015.

［10］林晓峰．儿科临证医案［M］.北京：人民军医出版社，
　　　2009.

［11］陶弘景著，尚志钧辑校．名医别录［M］.北京：人民卫生
　　　出版社，1986.

［12］葛洪著，古求知、梅全喜、吴新明等校注．肘后备急方校
　　　注［M］.北京：中医古籍出版社，2015.

［13］张璐．张氏医通［M］.上海：上海科学技术出版社，
　　　1963.

［14］杨栗山著，沈凤阁校注．伤寒瘟疫条辨［M］.北京：中国
　　　中医药出版社，2002.

［15］余霖．疫疹一得［M］.南京：江苏科学技术出版社，
　　　1985.

［16］刘奎著，张灿玾等校．松峰说疫［M］.北京：人民卫生出
　　　版社，1987.

［17］戴天章著，彭丽坤、陈仁寿点校．广瘟疫论［M］.北京：
　　　中国中医药出版社，2009.

［18］佚名．黄帝内经素问［M］.北京：人民卫生出版社，
　　　1963.

［19］吴有性著，杨进点评．温疫论［M］.北京：中国医药科技
　　　出版社，2018.

［20］王庆国．刘渡舟伤寒论讲稿［M］.北京：人民卫生出版
　　　社，2008.

［21］吴瑭、叶桂、薛雪等著，周鸿飞、吕桂敏、徐长卿点校．

温病条辨、温热论、湿热病篇、外感温病篇［M］. 郑州：河南科学技术出版社，2017.

［22］王焘. 外台秘要［M］. 北京：人民卫生出版社，1955.

［23］陈士铎著，柳长华、徐春波校注. 本草新编［M］. 北京：中国中医药出版社，1996.

［24］何廉臣著，鲁兆麟点评. 全国名医验案类编［M］. 北京：北京科学技术出版社，2014.

［25］张仲景. 金匮要略［M］. 北京：中医古籍出版社，2018.

［26］叶天士. 本草经解［M］. 上海：上海卫生出版社，1957.

［27］佚名. 黄帝内经灵枢［M］. 北京：人民卫生出版社，1963.

［28］吴仪洛. 本草从新［M］. 北京：中国中医药出版社，2013.

［29］李时珍. 本草纲目［M］. 汕头：汕头大学出版社，2018.

［30］李梴. 医学入门［M］. 北京：中国中医药出版社，1995.

［31］陈士铎. 辨证录［M］. 北京：中国中医药出版社，2007.

［32］徐彬著，叶进点评. 中医古籍名家点评丛书——金匮要略论注［M］. 北京：中国医药科技出版社，2020.

［33］虞抟著，郭瑞华点校. 医学正传［M］. 北京：中医古籍出版社，2002.

［34］俞根初著，徐荣斋重订. 重订通俗伤寒论［M］. 北京：中国中医药出版社，2011.

［35］南京中医药大学. 伤寒论译释［M］. 上海：上海科学技术出版社，2010.